ドレナージュ大全

田中 智子
Tanaka Satoko

幻冬舎MC

ドレナージュ大全

目　次

はじめに

　Drainage（ドレナージュ）とは、デンマーク人のEmil Vodder
（エミール・ヴォデール）博士が1936年に発表した「体液」に働
きかける施術法です。その根拠（原点）を、Hippocrates（ヒポ
クラテス）の「自然治癒力」に求めました。ドレナージュとは、
ヒポクラテスの唱えた「自然治癒力」説を実証するものです。
『ドレナージュの力はこんなにスゴイ！』と、人々からいくら思
われ、それなりの評価を受けても科学的根拠を提示できなければ
信憑性に欠けると世間はとります。成果に導かれますからそれで
良しというわけにはいきません。

　あるとき、こんな質問を受けました。
「Drainageの機序はなんですか？」
　私は、機序という言葉すら知りませんでした。
「そんなにスゴイと言うなら、どうしてもっと浸透し普及しない
のですか？」
　このようなごもっともな疑義に対して返す言葉もなく、大きな
戸惑いを覚えました。
　医学は、AIだの遺伝子だの飛躍的進展を遂げています。常に
不可能を追究しています。答えられないのは私の勉強不足のせい。
私がただ知らないだけのことに過ぎません。きっと、専門の研究
者がおられ専門書もたくさんあるに違いないと勝手に思い込みま
した……。見事にその期待はハズレましたが、諦められませんで

した。それほどにDrainageは私を虜にしていました。そんなはずは絶対にない。追究したい思いは、募るばかりです。

Drainageの科学的根拠は何か。どこにあるのか？
どうしても知りたい！

　探究の旅の始まりです。
　博士は、先達からたくさんのヒント（知恵）をもらい、medicine naturelleの研究をしているEstrid夫人の助けも借りてドレナージュを編み出しました。旅の手がかりは、博士が示した人名、場所だけです。不安だらけの独り旅です。「さあ、サトコ行くのです、行きなさい！」誰とも知らない人々に背中を押されての旅立ちです。いざ、出発！
　On y va!

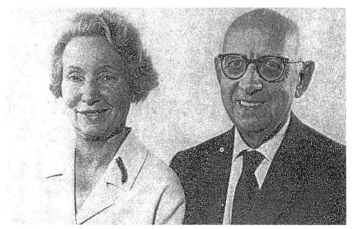

EstridとEmil Vodder

原点

　一番にヴォデール博士が挙げた名は、ヒポクラテスです。「人間には本来、自然治癒力が備わっている」と提起しました。あなたは、この言葉の重みをどう捉えますか。この「答え」は、まだ完結していないことも知っているでしょうか。ここで、ヒポクラテスの名前を出すとあなたはきっと戸惑うかもしれません。もしかしたら何を今更と、頭から否定されるかもしれません。どうあろうとその名は、2400年の時空を超えて今でも色あせることなく医学の頂点に君臨しています。「医学の父」と尊称されてきたことは事実ですから。

　ヴォデール博士は、自然治癒力を促す「術」を編み出し成果を獲得するまでに至らせました。しかし、そのメカニズムの解明は未完のままです。どの辺りまで見えているのかを知りたい、知らなくてはいけない、と思いました。現代医学の真価にも通じるからです。ここに達するまで既に2400年もかかっているのですから、この先どれほどかかるかは気の遠くなりそうな話ではありますが。原点を忘れずにいる限り、必ず「医学の父」・ヒポクラテスの問いに対する「答え」は浮上してくるものと信じます。

自然治癒力

　ヒポクラテスの「自然治癒力」説がすべての原点です。真理は一つ。他に存在しません。歴史上、最初に言及したのがヒポクラテス（前460–370）です。記録として遺っています。何を今さら、大昔の幻のような存在になっている人を……と、嘲笑する向きもあるでしょう。それも自由です。

すべては、原点にあります。原点は、一つです。揺らぐもので
はありません。人体の営み、生理の原点は「体液」であるとヒポ
クラテスは考えました。この体液に働きかけるのがドレナージュ
なのです。ヒポクラテスは、また人のからだに「手」で触れるこ
と、そして持つ全感覚をもってしっかり観察し洞察することの大
切さをも説きました。自然治癒力は、「体液」に潜んでいるので
すから。

「なぜ、ドレナージュの力はこんなにスゴイのか？」。まさに原
点に立脚しているからに他なりません。「なぜ、ドレナージュを
実践することで現代医学との矛盾に直面させられるのか、図らず
も教えられるのか」。医者でもない心臓が止まりそうになるほど
の困惑、極度の緊張に落とし込められることも度々あります。人
間の体は生身です。そういった反応は生きている体のパワーです。
「自然治癒力」です。現代医学との乖離を教えてきます。解釈が
真逆であったりするからです。ドレナージュは、生身の体との真
剣勝負。全身全霊で行う施術なのです。

　どんなに時を経ても真に大切なことは「父から子へ」の伝承で
残るとするなら、2400年後の今ひとたび父の「誠」に想いを馳せ
てはいかがでしょうか。新しいものを求めて先へ先へ追いかけっ
こをしているかのように変容する中にいると、つい進歩している
と思い込みがちになりはしないでしょうか。あなたの父を尊敬す
るなら、「医学の父」にも回帰してみませんか。きっと、大切な
何かに気付くものです。その気があるのならですが……。

1　ルーツ⇒ヒポクラテスのご先祖は
　神様でした

神話の世界の父から子へ

　ヒポクラテスの父・Heraclidos（ヘラクリドス）も医者でした。その家系は、医神・Asclepios（アスクレピオス）に端を発します。

　アスクレピオスは、あのギリシア神話の神さま・Apollon（アポロン）の息子です。この旅は、図らずもアポロンのご先祖さまから、すなわちギリシア神話の成り立ちから始まることになりま

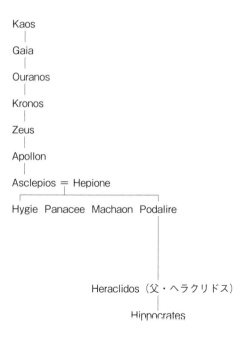

Kaos
｜
Gaia
｜
Ouranos
｜
Kronos
｜
Zeus
｜
Apollon
｜
Asclepios ＝ Hepione

Hygie　Panacee　Machaon　Podalire

Heraclidos（父・ヘラクリドス）

Hippocrates

した。

神話の始まりはKaos

　古代ギリシアには、さまざまな神様が登場します。ヒポクラテスのルーツが神話の世界に端を発しても不思議ではありません。神話というものは古い時代の伝承なのですから。

　神話は、まずはじめにカオス（混沌）があったことから始まります。そこから母なる大地が生まれ、天と地を作ったのです。

　阿刀田高氏は、「はじまり…」をこのように解説しています。「カオスの中から少しずつ人間たちが棲息するのに相応しい大地と空と海と生殖の根本ともいうべき愛が生まれ、人間の祖先としての神々の営みがはじまった」（『ギリシア神話を知っていますか』阿刀田高著　新潮文庫）

　カオスは闇ではなく、だんだん浅くなっていく眠りのようにドローンとした正体不明の状態のことです。このカオスの中で重いものが下に沈んで「大地」が生まれました。神々の母＝ガイアの誕生です。広い胸を持ち全てを受け止める女神です。そして、ウラノスとポントスを生みます。誰とも交わらずに。

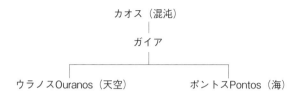

子孫の始まり

Gaia（ガイア）

　ガイアは、息子・Ouranos（ウラノス）と交わりました。

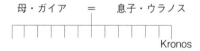

　母は、息子ウラノスとの間にティタン族という5人の男神と6人の女神をもうけました。この一族はたいへん強い神々です。ウラノスは世界を覆いつくして支配していました。最後に生まれたのは、Kronos（クロノス）です。悪知恵にたけていました。

Ouranos（ウラノス）

　ところが、この後にはロクな子供が生まれません。怒ったウラノスは生まれた子を地底に閉じ込めてしまいます。母であり妻でもあるガイアは、激怒しました。息子クロノスは陰謀を企て反乱を起こします。クロノスは父を倒して追放しました。父ウラノスに代わり世界の支配権を奪い取りますが……。父は、「お前もいずれ自分の息子に裏切られるぞ！」と、不吉な予言を残して立ち去ります。

15

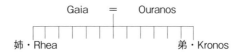

```
              Gaia    =    Ouranos
      ┌──┬──┬──┬──┬──┬──┬──┬──┐
    姉・Rhea                  弟・Kronos
```

　クロノスは、実姉レアとの間に6神もうけ、世界を支配することになります。

オリンポス　12神

Kronos（クロノス）

　実姉Rhea（レア）とクロノスの間に生まれた6神のうち、5神は「オリンポス12神」に含まれます。

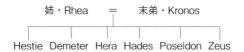

```
       姉・Rhea    =    末弟・Kronos
    ┌─────┬─────┬─────┬─────┬─────┐
  Hestie Demeter Hera Hades Poseidon Zeus
```

　実の父ウラノスより「自分の子供によって権力を奪われる」との予言を受けていたクロノスは、そのことを恐れて生まれてくる子供を次から次へとお腹の中に呑み込んでいってしまいました。まずヘスティアを、そしてデメテル、ヘラ、ハデス、ポセイドン、すべての子を呑み込んでしまいました。母親のレアは、次にゼウスを身ごもったときには夫から身を隠します。クレタ島の深い洞窟の中でゼウスを無事出産すると、夫のクロノスには代わりに大きな石を産着に包んで与えました。夫は我が子と思い、またもや呑み込んでしまいました。

　一方、ゼウスは山の妖精たちに育てられました。無事に成長すると、あらんことかあのウラノスの予言が的中する事態を引き起

こします。ゼウスは、父クロノスに挑みかかったのです。薬草を飲ませ、これまで呑み込んできたすべてを吐き出させました。はじめは、ゼウスの身代わりになった石が、続いて次男ポセイドン、ハデス、そして三女ヘラ、次女デメテル、長女ヘスティアが吐き出されました。父に恨みをもつゼウスたち兄弟姉妹は、一致団結してクロノスに立ち向かいます。戦いは、10年以上にも及ぶ凄まじいものでしたが父を地獄の底に閉じ込めることに成功しました。

　こうしてゼウスを最高神とするオリンポスの神々による世界支配が始まるのです。兄弟は、世界を三つに分割します。ゼウスが地上を含む天界を。ポセイドンは海。ハデスは冥界。そして姉妹の一人ヘスティアはかまどを司る女神になりました。デメテルは豊作の女神になり、三女のヘラは弟ゼウスの正妻になり神々の中の女王、女神の中の最高位に上ります。

オリンポス神の世界地図

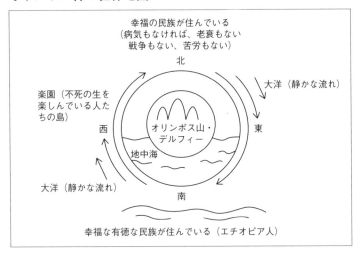

幸福の民族が住んでいる
（病気もなければ、老衰もない
戦争もない、苦労もない）

北

大洋（静かな流れ）

楽園（不死の生を
楽しんでいる人た
ちの島）

西

オリンポス山・
デルフィー

東

地中海

大洋（静かな流れ）

南

幸福な有徳な民族が住んでいる（エチオピア人）

　神々は、争うことで世界の支配権を掌握します。その世界とい
うのは、今日私たちの住む世界とはだいぶ異なっています。彼ら
の描く世界地図は、丸い球状ではありません。平らな円盤状なの
です。その中央に自分たちの住む国ギリシアを置いています。神
様たちは、オリンポス山の山頂を住みかとしていましたから中心
にオリンポス山と神のお告げで有名なデルフィー（Δ）があると
信じていました。

最高位の女神

Hera（ヘラ）

姉・Hera　　＝　　弟・Zeus
（最高位の女神）　　（最高位のオリンポス神）

　ヘラは女神の中の最高位につきますが、それには深いわけがありました。

　ヘラの夫は、弟のゼウスです。ゼウスはかなりの浮気性でした。その性格を知っているヘラは当初は全くその気ではありませんでしたが、鳥のカッコウに化けたゼウスの誘惑に負けてしまいます。正妻の地位を与えるとの約束で結婚を承諾したと言われます。そうしてオリンポスの女王としての権力を握りました。

　ゼウスは神々ばかりでなく人間の女性にも手を出し、何人もの愛人と子供を持ちます。ヘラは、ギリシア神話ではゼウスの浮気相手に対して嫉妬深く意地悪な女神として登場していますが、その一方でヘラは妻として家庭を守る貞淑な女神として崇められてもいました。生誕地のサモス島にはアテネのパルテノン神殿をはるかに凌ぐ4倍ともいわれる規模の「ヘラ神殿」があり人々の信仰のメッカとなっていました。

最高神

Zeus（ゼウス）

最高位のオリンポス神。雷電を武器とする圧倒的な実力者です！

オリンポスの最高峰に君臨して神々を統治し、人間たちに恵みを与え、罰を与え、時には何が目的なのかよくわからない気まぐれを示します。取り分け目立つのが女性関係です。ゼウスには既にヘラという正妻がいます。ヘラは実姉でもありました。古代ギリシア最高の女神であり女性たちの守護神でもあるヘラがいるのに……、なぜ次々と女性に手をつけたのでしょうか。

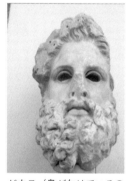

ゼウス（鼻が欠けているのが残念）

Apollon誕生

Leto（レト）

正妻・実姉・最高位の女神・Hera ＝Zeus ＝Leto

子

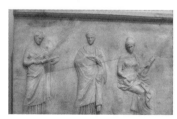

Apllon、Leto、Artemis

「レトから生まれる子供は、どの神の子より美と才能に秀でているだろう」と、予言されていました。

そのため、ゼウスの浮気でレトが妊娠したことを知った正妻ヘラは激しく嫉妬して「レトに出産する場所を与えてはならない！」との命令を下しました。レトは出産間近まで出産できる場所を求めてさ迷わなくてはならなくなってしまいました。

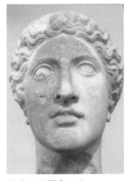 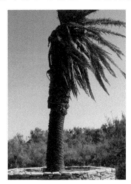

ゼウスの正妻ヘラ　　　　　シュロの樹の下（レトが
　　　　　　　　　　　　　アポロンを出産した場所）

　苦しむレトを見たゼウスは、エーゲ海を漂っていた浮島のディロス島を海上に引き上げて固定し、出産の場所を作りました。また弟で海の神ポセイドンにも協力を頼みました。ヘラに見つからないように大波をたてて島を覆ったといわれます。この辺りは土地の人がアフリカからの風と呼ぶ強風が吹き荒れることで有名です。今でもしばしばミコノスからディロス島に渡る船が欠航になります。ゼウスとポセイドンの助けを借りてレトは、棕櫚の樹にもたれて太陽神のアポロンと月の女神アルテミスの双子を生みました。

Delos（ディロス）で生まれたApollon（アポロン）とArtemis（アルテミス）

　土地の人のお話を紹介しましょう。レトの子より命を奪われるとの予言を受けていたデルフィーの神託所の番人であった大蛇ビュトーンは、レトを地の果てまで追い回しました。

　また、ヘラの命令を受けた巨人ティテュオスに殺されそうになりましたが、ゼウスの雷電で危機を免れることができました。ティテュオスはこのことが原因で、冥府で二羽の禿鷹に肝臓を突かれ続けるという永遠の罰を受けました。

　このようにレトの出産は大きな危険を犯してのものでした。出産の女神エイレイテュイアはヘラの娘です。母ヘラが娘を引き止めたためレトはたいへんな難産に苦しみました。最終的には他の女神たちに説得されたエイレイテュイアは出産に立ち会うことになりましたが、レトの苦難は、9日9晩にも及んだと伝えられています。

聖なる湖

　レトが出産に使ったとされる場所が「聖なる湖」です。強い陽射しと強烈な風に迎えられてディロス島遺跡入り口から聖なる道を歩いていくとたどり着きます。

　神話にちなんで、後に湖の中央に棕櫚の樹が植えられました。現在、湖はマラリア蚊の発生により埋められています。棕櫚の樹のところまで行こうとすると土地の人は凍りついた表情になりました。蛇、それも毒蛇がうじゃうじゃいると言います。

　ビュトーンは、アポロンにより殺害されました。その後、デルフィー（Δ）ではこの大蛇に代わってアポロンによる神託がおこなわれるようになったと言われます。

　有名なアポロン神殿は、予言に依存したギリシア人たちが国の
行方を左右することから個人の結婚に至ることまで、ありとあら
ゆることを予言してもらいに各地から集まってきました。

太陽神Apollon（アポロン）

Apollon

```
          Zeus   =   Leto
                 |
                双子
          Apollon    Artemis
```

　難産の末に生まれたアポロンは、予言の通り神々の中で最も美
しく、どの神の子より秀でていました。

　アポロンは、最高神の父ゼウスに継ぐ大神であり太陽神です。
知性・学問・音楽・医術・弓術・芸術などの守護神です。アポロ
ンの司る仕事は大切なものばかりです。世界の中心に位置すると
されるデルフィー（Δ）の神託所の主です。そこでゼウスの意思
を伝えました。デルフィーのアポロン神殿は最も権威ある信託を
得る場として多くの参拝者を集めていました。名だたる大王たち
もここで神のご意向をたずねていました。

世界の中心・Delphi

　デルフィー（Δ）は、最高神ゼウスが世界の中心（へそ）と決
めた場所です。

　地平線の両端から放った二羽のワシが出会った場所なのです。
かつては冥界の神たちを封じるための神聖な石がシンボルとして
置かれていましたが、今では単なる円錐形の石が中心の場所を示

す印としてあります。

　ここデルフィーには、アポロン神殿がありアポロンが神託を下していました。古代の人々にとっては、たいへん神聖な場所でした。ここでのお告げは、その中でも特別の信頼がありました。難局に直面したときには、一般市民ばかりでなく国王の使者たちまでもが助言を得るためにこの山の斜面の地に通いました。困ったときの神頼み、「デルフィーに行け！」と合言葉のように使われていました。

医神・Asclepios（アスクレピオス）の誕生
Asclepios

　アポロンも父ゼウスに負けず劣らず恋多き神様です。ニンフ（テッサリアの領主の娘とも言われる）コロニスの魅力にすっかり取りつかれます。コロニスは妊娠しました。アポロン不在中時の不貞ではと疑われ、なんとしたことか矢が放たれてしまいました。双子の妹アルテミスの矢とも言われますが、コロニスは亡くなってしまいます。帝王切開により開腹

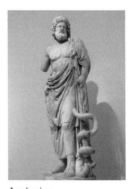

Asclepios

すると、胎内には二人いました。その内、一人だけが命を取り留めました。この赤子が、アスクレピオスです！

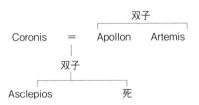

アポロンの矢には、前7世紀の詩人ヘシオドスによるこんな説もあります。今、私たちが目にするカラスは真っ黒ですが、アポロンの時代は真っ白だったようです。コロニスが身籠っているときのことです。アポロンはデルフィーに赴いていて託宣や予言の仕事に忙殺されてコロニスの館に戻れずにいました。真相は定かでないのに、館のカラスはデルフィーに飛び「コロニスは良からぬことをしています」と、ご注進したのです。怒った弓術の名人でもあるアポロンは矢を放ちました。矢は狙い違わずコロニスの胸を貫いてしまいました。しかし、不倫の事実がないことがわかったアポロンは怒りと憎しみを告げ口をしたカラスに向けます。全身を煤けた黒い色に染め永遠に喪に服すことを命じた、との説もあります。

アスクレピオスの教育係・Chiron（ケイロン）

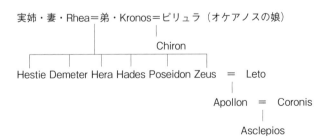

アポロンは、生き残った赤子のアスクレピオスを半身半馬のケイロンに養育させました。ケイロンは、ゼウスの異母兄弟です。アポロンは、甥にあたります。半身半馬の怪物に描かれているのは、父クロノスが妻レアにばれぬように馬に変身してピリュラと交わったために、上半身は人間、下半身は馬の姿をした怪物が生まれたと言われています。ケンタウロス族のケイロンは、医学・音楽・武術などに通じる賢人としてギリシア神話に登場します。住んでいたのは、緑豊かなピリオン半島の山奥でした。ここには数多くの薬草が自生していました。ハーブや薬草に熟知し、その特徴と効能を人々に伝授していました。姿こそ珍妙ですが、能力はずば抜けていました。ことに医術はアポロンが舌を巻くほど巧みでした。アスクレピオスは、病気を癒やす植物やいろいろな呪術を習得します。アポロンの子は、ケイロンに育てられ、教育され、医術を伝授され、ギリシア神話きっての医術の神になります。

医神・アスクレピオス

　アスクレピオスは、名医として多くの人びとの命を救いました。医術の守護神アポロンの血を受け継ぎ、医療の名人ケイロンの薫陶を受けたアスクレピオスは、死者すらも治療して蘇えらせていました。「ヒトの生死は、神が決めるものである」と、冥界の王ハデス（ゼウスの兄、父アポロンの伯父）の怒りに触れてしまいました。死んだ者を生き還らせてしまったら世界の規律は目茶苦茶になってしまうと、弟であり万能神のゼウスに厳重な抗議をしました。そこでゼウスは、強力な武器である雷火を投じてアスクレピオスの命を奪い取ってしまいました。大切な息子を殺されたアポロンは、腹いせに雷火製造にかかわった巨人を惨殺します。

このことがさらにゼウスの怒りをかってしまいます。アポロンは、1年の間オリンポスを追われ人間に下ります。しかし、さすがのゼウスであってもハデスの抗議を受けて罰してみたものの卓越した医術を身に着けたアスクレピオスの才能を無駄にすることはできません。やがてアポロンは許され、死んだとされるアスクレピオスも「神」の資格を授けられることになりました。神格化されたアスクレピオス信仰は、至る所に点在しています。アスクレピオスの神殿・アスクレピオンは、生誕地のエピダウルスの他、コス島やベルガマなど各地に建てられ、信仰と医療の中心となっていきました。

Asclepiosの杖

　祖父ゼウスは、アスクレピオスの天才的とも言える医術を大変惜しみました。アスクレピオスの死後、彼を星座の中の「蛇使い座」にして医術の神としました。蛇が脱皮して若返ることから健康長寿のシンボルと信じられていたからなのか、蛇がアスクレピオスの化身と考えられるようになりました。

　蛇についてはいろいろな説があります。死の危険性のある蛇の毒を極少量、治療に用いたからとか、爬虫類の定期的な脱皮が体に溜まったさまざまなトラブルや病気を取り除いて新たな人生のステージに入ることを表している等々です。

　蛇と杖の組み合わせは、その後も医術と療法の象徴として広く用いられています。

Asclepiosの子供たち

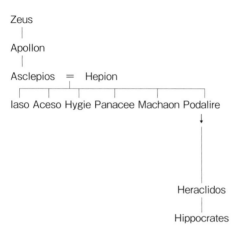

Zeus
|
Apollon
|
Asclepios ＝ Hepion
|
Iaso Aceso Hygie Panacee Machaon Podalire
↓

Heraclidos
|
Hippocrates

　アスクレピオスの子供たちのうち、4人は記録に残っています。

　Hygie（ヒギュア）は、健康の神＝エステティックの女神です。

　Panacee（パナケイア）は、あらゆる病気を植物で治癒させた女神です。

　Machaon（マカオン）は、医者です。トロイ戦争（前1260〜約10年間）に参戦中に死亡しました。

　Podalire（ポダリール）も医者です。この人の末裔がヒポクラテスと言われています。

　子供たちは、「Asclepiades（アスクレピアード）」という医療者組合をコス島やクニドスに作ります。その後この組合は、ギリシアの有力な医師グループとなっていきます。

2　私とギ・リ・シ・ア

ヒポクラテスの誓い

　誓いは、このような書き出しで始まります。

「私は、Apollon・Asclepios・Hygie・Panacee そしてすべての神と女神たちの前に誓います。私は、この誓いをもって力の限り実行します。……」

旅の始まり

　1969年、文学部フランス文学科を卒業した私はエステティックの学校に入るため一人旅立ちました。ちょうど世の中は戦後レジームの脱却期でありました。日本では対安保反対運動が激しさを増し、パリでも学生街カルチエ・ラタンにあふれるほどの大規模な学生デモがくりひろげられるなど社会は混乱の中にありました。

　私の隣に座る外国人男性が美しい日本語で話しかけてきます。

「フランスにいらっしゃるのですか？」

　緊張する私は、「えぇ……」とだけのそっけない返事しかしませんでした。

「私は、作家です。パリで開催される国際ペンクラブの会に出席のためフランスに行きます。」

　すっかり固まってしまっている私に、スラスラッと書いて渡された言葉は、

ふらんすへ行きたしと思へども
　　ふらんすはあまりに遠し
　　せめては新しき背廣を着て
　　きままなる旅にいでてみん。
　　……………

荻原朔太郎

　朔太郎の詩でした。コチコチになっている私には作家センセイの心情は届きません。半世紀経った今になってこんな素敵なメッセージを贈ってくださった作家センセイとの出会いを折に触れ思い出します。飛行機は、羽田からアンカレッジ経由でオランダのスキポールへと向かいました。当時のアンカレッジの空港ビルはとても小さく、ホールにはベトナム戦線に赴くアメリカの若者であふれていました。向かう先は東西正反対と異なるものの同年代の青年たちです。緊張の中、たくさんのカメラレンズに気付いたとき、不思議な違和感を覚えました。ツーショットの撮影も次から次に頼まれました。後にも先にも人生一度だけの経験です。あの青年たちのその後をふっと思い浮かべることがあります。「一期一会」という言葉をかみしめながら。アムステルダムのスキポールから三角窓が特徴のカラベルに乗り換えてパリ、ル・ブルジェ空港に降り立ちました。学校に入るためにパリの地を踏んだのです。日銀の外貨許可を受けフランス政府の留学生滞在許可も得ての正式な留学生活の始まりです。

Esthétique（エステティック）の学校

　マダムASABUKIが二重丸を付けたエコールは、イメージして

いた学校とは程遠い私塾のようなものでした。「あなたの学校は
リストに見当たらない」との日銀の担当者の冷たい渋った眼鏡の
奥の視線が思い出されました。そのフランスにも変革期の波が押
し寄せていました。まだ少し旧き良き時代の面影を引きずる一方
で、新しい草が芽を吹き出しはじめる、まさに草創期でありまし
た。エステティックの学校もこの1～2年の間に1校から2校、
そして3校と、5本の指に入るくらいの数しかまだ存在していま
せんでした。Esthétique、Esthétique Salonという言葉そのもの
もまだたいへん目新しいものでした。世界中のセレブたちはいち
早く"Elegance"の都パリに足を運んできていました。サロンの前
の細い通りにはご立派な制服制帽の運転手を待たせるお車が列を
なす、そのサロンがはじめたエコールに通うことになりました。
　一応、生徒はBaccalaureat（バカロレア）・大学入学資格試験
を通った人が対象でした。人数は30人弱でしたが、生徒は実に多
彩。フランス国内ばかりでなく近隣諸国から、フランスの海外県
から。さらに驚いたことは、通常付けられる名前の前の敬称が
Princesseや貴族の称号で今もって普通に呼ばれている人がいたり、
誰もがその名を知る名家のご令嬢など良家の子女と思しき女の子
ばかりでした。極東の端っこの、しかも敗戦国からの身にはこれ
だけでも大変なカルチャーショックでした。

Esthétique（エステティック）の女神

　授業が始まると、もっと混乱することになりました。
「エステティックには神様がいらっしゃいます。ギリシア神話の
神、Hygie（ヒギュア）です。『ヒポクラテスの誓い』に登場す
る女神です。」

私にとってあまりにも馴染みがなく唐突な言葉の響きに頭の中はパニック状態になっていました。どうして冒頭からギリシア神話なのかさっぱりわかりません。「自分はなぜここにいるのか？」と自問自答するばかりです。異次元の世界に放り込まれた途惑いに心は深くへこんでしまいました。そんな私に周りは、みな親切にしてくれました。

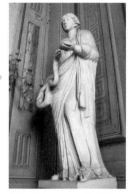

エステティックの女神ヒギュア

"Dis donc"と肩を叩いてきます。「ちょっと、Satoko」と言って、隣に座るAlice（アリス）が助けてくれます。けれどもフランス人の字は癖が強く解読には骨が折れます。今度はTherese（テレーゼ）がメモを渡してくれました。楷書で丁寧に書いてくれました。

語源はギリシア語の　Hygieiaです

Hygie　Deesse de la Sante
ヒギュアとは健康の神様。
フランス語のHygiene（衛生）にあたる。

テキストはなく、筆記が中心の授業です。骨学の先生はたいへん物腰がソフトな男性でした。

大学を出たばかりの能力ではとてもついていけません。先生のノートを貸していただいたもののもっと混乱するはめになりました。丁寧に書かれたその書体はたいへんおしゃれで美しいのです

が、私にはＡＢＣの解読さえ何時間もかかり本当にお手上げ。授業はこのように始まりました。

　アリスは、ラテン語とギリシア語が得意でした。パパが外交官でイタリアに長く住んでいたのでイタリア語も堪能です。後年弁護士になりました。テレーゼのパパは、国会議員です。ママンがデンマーク出身なので北欧三カ国の言葉が堪能です。デンマーク原産種のイヌの会の会長をしています。

　授業にはラテン語やギリシア語に由来する言葉が度々出てきます。極東の島国からの身にこのカルチャーショックは重くのしかかりました。以来、ギ・リ・シ・アの４文字は脳裏から離れなくなりました。

Esthétique〜Drainageへ

Dr.Emil Vodder（エミール・ヴォデール博士）

「かつて、古代ギリシアに体液の重要性について言及した人物がいます。ヒポクラテスです。」

　ヴォデール博士の最初の言葉です。

　エステティックの授業では、ギリシア神話の女神ヒギュアの名が出てきました。今度は、ヒポクラテスと体液が出てきました。「体液？」血液ではなくhumeur（体液）と博士は言いました。時には、l'eau（水）であったり、liquide（液体）であったりします。そして、リンパ管を流れるリンパ液の特徴的な動きを見せられたとき、なぜか、「これだ！」と、全身に雷が落とされたような衝撃が走りました。そこに真実味を感じたからなのかすっと腑に落ちたのです。

　場所は、ヴェルサイユ宮殿に向かって左横にある会議場Palais

des Congrèsの中でした。生徒は、たった5人しかいません。

　博士の佇まいは、これまで私の人生で出会ったことのないものでした。自身が編み出したドレナージュに対する純粋な思いが、情熱が、静謐な佇まいからビシビシ伝わってくるのです。医学知識のない者にも説得力がありました。これまでの血液の循環が何より大切と思い込んでいた常識がひっくり返りました。まさに目から鱗が落ちる瞬間でした。ヴォデール博士は、哲学博士であり生物学博士でもありました。医学の道にも進まれましたが戦争や自らの病気のため中途で断念せざるを得ませんでした。しっかりした知識と実体験に裏づけされた言葉には、vérité（真理）が潜んでおり、大変説得力に満ちていました。私には一点の曇りも感じられませんでした。

　当時、エステティックという言葉はフランスにしかありませんでした。世界中の誰もが認める美、Éléganceの本場パリで生まれた言葉です。

　エコールに入った当初はまだ"l'ancien regime（旧き良き時代）"の香りが漂い、ゆったりとしたエレガントな雰囲気がそこかしこに散見できたものでした。それも束の間のことでした。時代は瞬く間にダイナミックに変貌しはじめました。物事が移り変わるときというのは、もの凄いエネルギーが介在するものです。満を持して訪れたかのようでした。たった1年の間にもガラッガラッと音を立てて変わっていきました。エコールのあの雰囲気も例外ではありませんでした。激変していきました。まるで雨が降った後の川の激流のようです。堰き止めることはできません。エステティックと化粧品産業が合体し、新たなる一大商業ビジネスが成

立していきました。日本では、くしくもバブル経済に入ろうとしていました。

　パリばかりでなくヨーロッパ各地でエステティックにかかわるあらゆることを習得し、その現場に従事し、その世界の内も外も含め全体像を把握できた頃に誘いを受けました。

「マドモアゼル、今度デンマークから博士をお招きしてDrainage Lymphatique Manuelの講習会を開きます。参加しませんか」

　Humbert Pierantoni氏からの誘いです。フランスで初めて"Esthétique"という言葉を作り、自らを"esthéticien（エステティシャン）第１号"と称していました。女性の職業と思われていますが、１号は、ピエラントニ氏という男性でした。ちなみに女性は、esthéticienne（エステティシエンヌ）と、女性形になります。ピエラントニ氏は、エステティックの新聞社であるLes Nouvelles Esthétiques社を創始し、主幹を務めておられました。

　ちなみに「リンパ・ドレナージュ」とは、私がつくった造語です。

　エステティックの施術では、マッサージが主要な位置を占めています。血液の循環を良くするためなどと、血液という言葉は頻繁に用いられていますから、単にマッサージとはそういうものだとの固定観念が植え付けられていました。少しでも多くの人の関心を引き寄せるため手を替え品を替え、いろいろな手法が繰り広げられます。それぞれの特徴は？　違いはなにか？　その根拠はどこにあるのか？　腑に落ちる回答は美しく見える闇の中。一番大切なことは、お客様の満足度であり、それは感覚だからです。

　そこでの出会いです。"Drainage Lymphatique Manuel"、"Lymphe（リンパ）"という言葉に出会いました。ましてやマッ

サージではない、ドレナージュ（排水）という意味の言葉に出会ったのです。二つとも初めて耳にする言葉でした。たいへん新鮮に響きました。

Drainage Lymphatique Manuel

「これは、なんだ！　何か違う、これまでの一般常識を覆す何かが潜んでいる」と、確信を持ちました。エステティックの華やかで夢を誘うムードとは程遠い正反対の世界です。化粧品もクスリも器具も用いずに、「手」だけで行う施術です。しかも力任せではありません。

　エステティックで過ごした年月では想像もつかないことでした。「健康な体に美も健全な精神も宿る」と言われる言葉通り、顔ばかりでなく体全体に反応が及んでいきます。私は腑に落ちました。美と健康は表裏一体なのです。体は、部分に分離されているのではなくつながって営まれているのですから、至極当たり前のことです。ヴォデール博士のよく使われる言葉、「体は、全体で一つ」という意味に納得がいきました。

　ここで、大きな頑丈な壁に阻まれました。科学的根拠という壁です。医者でもない科学者でもない私は路頭に迷いました。どこかに文献なり研究者がいるはず、いないはずはない、と思いました。門外漢だからわからないだけで、きっとどこかにあるとの一途な思いで、何年も何年もかけて日本ばかりでなく世界を歩きましたが求める答えはありません。

　暗中模索の中、ヴォデール博士の一挙手一投足を振り返っているとき、ふっと博士の最初の言葉「…………。ヒポクラテスで

す」が脳裏に浮かびました。暗黙のメッセージに目が覚めました。
博士の温厚で静謐な佇まいの中に答えがあったのです。
「ヒポクラテスに、原点に還りなさい！　答えは自分で学び取り
なさい！」
　即、実行に移しました。

3　ギリシアの黄金時代＝ペリクレスの時代にヒポクラテスは生まれる

紀元前

495　　ペリクレス　誕生

478　　ペルシア戦役　大勝利

460　　ヒポクラテス　誕生

431　　ペロポネソス戦役　勃発

429　　ペリクレス　没

375　　ヒポクラテス　没

358　　アレクサンドロス大王　誕生

322　　アレクサンドロス大王　没　36歳

102　　カエサル　誕生

44　　　カエサル　没

Pericles（ペリクレス：前495－429）

ペリクレスの時代

　ペルシア戦役で大勝利を収めた後のギリシアは、ペリクレス治世下になると戦争もなく平和で最も繁栄した時代となりました。

そして、そこに民主主義が生まれ政治と文化の基盤が成立しました。

　ヒポクラテスは、ペリクレスの築いたこの安定した時代に、生まれました。

　その潮流はフランスばかりでなくヨーロッパ全体に拡大していき、今日においても揺らぐことなく受け継がれています。ヨーロッパ文化の源はギリシアにあるのです。フランスの学校では、かつてはギリシア語、ラテン語、哲学は必須科目でした。

民主主義

　ペリクレスなくしてアテネの繁栄はありません。ペリクレスは、アテネに富をもたらしギリシアの黄金時代を築くと同時に政治を貴族から市民の手に戻しデモクラシーという言葉を生んだ政治家です。

　民主政治デモクラシーのギリシア語の語源は、

　Demokratia：デモクラティア

　　Demos：民衆　　　Kratia：支配

　となります。

　政治家の資質の一番が言葉・スピーチとしたら、ペリクレスの右に出る者はいないといわれていました。民主主義生みの親の演説の一節です。

「われわれの憲法は、よその国の憲法を真似たものではない。むしろ、われわれこそが、他者の模範となるのだ。われわれの政体は、都市を少数の手に委ねるのではなく、全市民の手に委ねていることから民主制と呼ばれる……」

パルテノン神殿

　ペリクレスの最も後世に遺る功績のひとつが、パルテノン神殿です。一度はペルシア軍の手によって破壊されましたが、ペリクレスの復興大工事により以前にも増してアテネの威信を天下に誇示する如く壮麗に再建させました。アテネ女神像やゼウス像を手掛けたフェイディアスと言う最高の彫刻家・建築家を総監督に約15年の歳月を費やした姿は、アテネのアクロポリスの丘に燦然と輝いています。訪れるたびに修復作業がほんの少しずつであっても着実に前進していることに感動を覚えます。

人物評

　傑出した政治家といわれる人物の弁舌能力について二人の哲学者、ソクラテスとその弟子プラトンが語っています。

ソクラテス

　ことに、ソクラテスはペリクレス家のサロンの常連メンバーであり親しい関係にありました。ペリクレスの雄弁術の完璧であったことを伝えています。
　「よどみのない話しぶり、崇高な言葉つき、練り上げた話法、毅然たる態度、見事な着こなし、すべてにわたって聴く者を魅了せずにはおかなかったが演説の内容自体も深い思想に裏付けされていた」

プラトン

　「ペリクレスは、人心操作術の達人。タイミング良く有効な言葉を発して民衆を導いた。」

ペリクレスのあだ名

　ペリクレスの父クサンティポスは、大物政治家でした。母は、アテネきっての裕福な名門の出身です。彼女がライオンの夢を見た数日後にペリクレスが生まれたといわれます。

　人柄は、近寄りがたいくらい厳かでした。むしろ尊大で重々しくめったに笑うことはなかったそうです。演説も冷静で巧みで感情を交えず、どんなに罵声を浴びせられても動じない人でした。けっして庶民的ではなくそれ相応、貴族的でした。金銭に関してもたいへん清廉であったといわれるペリクレスにはあだ名が二つもありました。

①「玉ネギ頭」

　ペリクレスの影像は、頭が長いという欠点を隠すためなのか、なぜか兜をかぶっています。そのため、玉ネギ頭と称されています。アテネに産する縦長の玉ネギに由来するようです。しかし、アテネでいくら探しても丸い形の玉ネギは見つかっても縦長はなかなか見当たりません。もしかして縦長のエシャロットのことかしらとも……？

②「オリンポス」

　ギリシアの神々を暗示する「オリンポス」と呼ばれていました。『対比列伝』のプルタルコスは、ペリクレスの気位の高さ、そしてどこか子供じみた一途さなど、いずれも「オリンポス神」にふさわしいとしています。

ギリシアの学園

　ペリクレスという良き指導者を得て繁栄していたアテネに、ギ

リシア世界全域からアテネを目指す人は引きも切らずやって来ました。優れた知恵を持っていると評判のソフィストをはじめとして、さまざまな頭脳が集まってきました。アテネには文化文明の大輪の花が咲き誇っていました。ペリクレスは、そんなアテネを「ギリシアの学園」と称していました。今日の高等教育機関に比すべき機能を有していたからです。その代表格が、プラトンの「アカデミア」とアリストテレスの「リュケイオン」です。

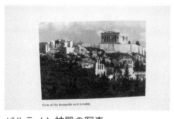
パルテノン神殿の写真

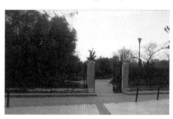
プラトンのアカデミアの入口の1つ

アカデミア

　師・ソクラテスの衝撃的な死後、放浪と苦難の年月の末にアテネ（アテナイ）に帰ったとき、プラトンは40歳の働き盛りでした。アテナイにほど近いアカデモスに学園を創設しました。アカデモスは英雄アカデモスにちなんで名付けられた森でアテナイ北東の郊外にあります。高い樹に囲まれた庭があり、ここにプラトンは学園を創設しました。学則を定め、各地から来る学生のための宿舎を用意し、講義室、討論室、図書室、博物館を設備して、哲学のための学園を組織しました。この学校は、地名アカデモスにちなんでアカデミア（アカデメイア）と呼ばれるようになりギリシアや地中海沿岸の各地から学生がやって来ました。今日、学校や学術団体をアカデミーと称するのは、このプラトンの学校に由来

しています。

リュケイオン

　アリストテレスは、テッサロニキ地方のエーゲ海に突き出たハルキディキ半島のスタギラ出身。少年時代にアテナイに出てプラトンのアカデミアで20年間も学び、プラトンの死後は、各地を遍歴し、後のアレクサンドロス大王の皇太子時代の家庭教師も務めました。アリストテレスの父Nicomachus（ニコマコス）がアレクサンドロスの祖父マケドニアの大王の侍医をしていた縁からかもしれません。その後アテナイに戻ると、中心に近いところにあるシンタグマ、現在の国会議事堂の裏手辺りにリュケイオンという学園を開きました。フランスの高等学校のLycee（リセ）はこのリュケイオンが語源になっています。

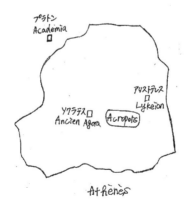

・ソクラテス

　Agoraの建つ列柱廊の中で、弟子たちと一緒に散策しながら会話を交わし、「考える事の大切さ、自分の頭で考えること」を教

えました。ロボット人間ではいけない！と。

・プラトン
　城壁から約1キロ離れた市外のアカデモスの森にアカデミアを創設

・アリストテレス
　シンタダマ広場に面して建つ国会議事堂の後ろ辺りにリュケイオンを創設

知性の始祖たち

　ペルシアの大軍を撃退したプラタイアの戦いからアテネとスパルタによって争われるペロポネソス戦役までの約50年間はまさに「ギリシア泰平の50年」と称される黄金時代でした。ことにペリクレス治世下の30年間はアテネに政治的安定と経済的繁栄をもたらしたばかりでなく、文化面においても大輪の花を咲かせました。

　ペリクレスは、前461年に市民によって選出され、その後死去するまで権力の座にありました。この間、前5世紀ごろにはアテネの知的活動は最盛期を迎えます。後世に名を遺す傑出した人物たちが続々と世に出ました。そのうちの一人が、ヒポクラテスです。ヒッポ先生と呼ばれていたようです。

4　Hipp先生のご先祖は、医学の神様

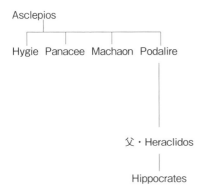

Asclepios

Hygie　Panacee　Machaon　Podalire

父・Heraclidos

Hippocrates

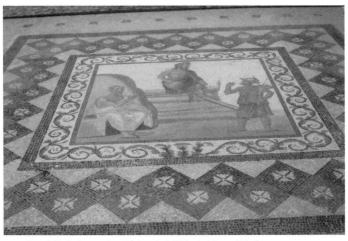

コス島に上陸するアスクいピナスをお迎えするヒッポ先生

ヒッポ先生（ヒポクラテス）

生涯

　ヒッポ先生は、紀元前460年頃小アジアの西海岸に近いコス島に生まれました。生涯についてはいくつか疑わしい側面もありますが伝説のようになっています。エフェソスの人・ソラレスは、生まれたときを知っていると言います……。

　第八十オリンピア期　第一年（四百六十年から四百五十九年にまたがる）アグリアノス月二十七日、パブリアデス治世下コス島に生まれた……とあります。

　父ヘラクリドスは、世襲の医師でありましたから父からヒッポ先生は医療の手ほどきを受けたとされています。古代ギリシアの時代「巡回医師」という伝統がありました。町から町へとギリシア内外の各地を広く旅をします。はじめに行った土地に長く滞在して住民の慣習などを観察しながら医療活動を行います。当時の医師がみんなそうであったようにヒッポ先生も巡回医師としてアテネばかりでなく近隣の都市やエーゲ海の島々を巡るなどして腕をふるい研鑽に励み、豊富な医療経験を積みました。２世紀ごろの医師・ガレノスの著述の中に、ヒッポ先生は前430年ごろスパルタ軍に包囲されていたアテネにいたという記述があります。年齢は30歳ぐらい。その夏、アテネの街はペストに襲われていたがヒッポ先生により救われたとあります。医師としての名声はかなり高かったようです。たいへん長命であったようですが、没年ははっきりしていません。100歳前後でラリッサで亡くなったという説もあります。

　ヒッポ先生は、病気の原因は神々の気まぐれによるものではなく自然の摂理に基づいたものであると考え、最高の治療を人間の身体に備わった自然治癒力に求めました。

ヒッポ先生の容貌

　確かなところは何もわかっていません。禿頭で顎鬚をはやしており、知的で整った顔に自信を漲らせた賢老人といった感じです。非常に高潔で立ち居振る舞いに威厳をそなえた、しかも慈悲深い人物としてのイメージで伝わっています。

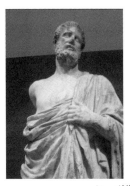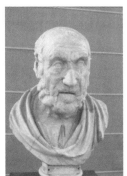

ヒッポ先生の像

プラタナスの木陰

　コスの町の中心にエガラと呼ばれる広場があります。古代ギリシアの市場で人々の集まる場所でした。ここにプラタナスの大木があり、コスの町の目印でもありました。この木陰でヒッポ先生が医学を教えた、語ったと言い伝えられています。ヒッポ先生の周りには、方々から生徒が医術の奥義を伝授してもらうために集まってきました。このプラタナスの木はこれまでに代は幾度も代

わりましたが「Hippocrates Tree」として今でもあります。

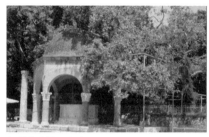

ヒポクラテスの木

コスのアスクレピオス神殿

　医術の神アスクレピオスの神殿は、生誕地エピダウルスのほか、コス島やベルガマなどに建てられ信仰と治療の中心となっていました。エピダウルスは今では土台石ぐらいしか遺っていませんが、斜面に建てられたコス島の神殿は規模も設備も保存状態も良好です。この島出身のヒッポ先生の活躍があったからこそです。ヒッポ先生が医学校や研究室、治療院を兼ねた神殿で弟子を育て、治療をしました。それまでの原始的な医学から臨床を重んじる経験医学へと発展させ、医学技術の進歩ひいては西洋医学の発展に大きな貢献を果たしました。ここにはヒッポ先生が講義をした場所も遺っています。はるか遠くに一望できる海を眺めながら暫し2400年前の縁に浸るのが私の至福の時です。

体液説

「体には、常に一定の状態に保つ能力『自然治癒力』が備わっている。その力は、体液がつくり出している」

『ヒポクラテス全集』の「人間の自然性」第4節でヒッポ先生が述べています。

「人間の体は血液、粘液、黄胆汁、黒胆汁を持っている。これらが人間の体の自然性（本性）をつくり出している。これらによって病気になったり、健康であったりする。いちばん健康である時は、これらが互いに適切な比率で混じり合い、結合状態、性質、量の点でうまくいっており、完璧に混じり合っているときである。

　病気になるのは、これらのうちのどれかが少なかったり、多かったりしたときや、その他のものと結合できずに孤立しているときである。どれかが孤立して単独で存在すると、それが存在しない場所が病気になるだけでなく、存在する場所も、多すぎて痛みや苦しみに襲われることになる。実に身体からこれらのどれかひとつ余分で溢れて流れ出ると、足りなくなって痛みに襲われる。また流出、移動、それに他の体液との分離が起こり、どれかが体内に向かうと、先に述べた通り苦痛は二倍になる。体液がなくなったところと集まったところの二か所が痛みに襲われる」

体液説の萌芽は、哲学者から

　この学説は、ヒッポ先生の時代より2世紀も前から芽生えていました。病気の治療について考えることから発展したと思われます。紀元前5世紀ごろのギリシアでは病気は、不滅の神の怒りと考えられていましたから全てを神に委ねていました。その一方、病気の治療は哲学に属するものと考えられていましたので究極の根本原理を追究する分野の権威たる哲学者によって始められました。哲学者たちは、考えを究める専門家です。どうしても自分たちの目を閉じたままで自然を説明しようとします。古代ギリシア

の哲学者たちは、万物の生死流転の様子を目の前にして……、な
ぜ万物はこのように形を変え、生じ、滅するのか……、生きてい
る現象には、食べたり飲んだりしたものがどのように体を養い力
となり尿となるのかなどを考えるに至ったとき、諸現象の中に統
一性を求めました。

　アリストテレス（前384-322）は、事物の原因の探究はミトレ
スのターレスに始まると言います。ターレス（前640-546）は、
最初の哲学者と言われます。

　ターレスは、「水」を万物の根源をなす究極要素と考えました。
「水（水というよりむしろ湿ったもの水気のあるもの）にはそれ
自体、気体にも固体にも変化できる力（気力）がある。精気や魂
といった生命を備えている」との考えを示したとされています。

反対勢力の動き

　紀元前５世紀ごろのギリシアにおいて人心を掌握していたのは、
「哲学」と「宗教」の二大勢力です。病気の治療は、哲学医者と
呼ばれる哲学者が主に行っていました。人間存在の本質的実体を
重視した彼らは、なぜこのような病気になったのだろうか、その
本質を探ることを生業としていました。他方、病気は不滅の神の
怒りによるものとされていたこともあり、人々は神（教会）に救
いを求めていました。

　こうした因習に警鐘を鳴らしたのがヒッポ先生なのです。いつ
の世も、真価を理解してもらうのは至難の業です。後世、革新的
と評価されるヒッポ先生の考えも素直に受け入れられたわけでは
ありません。代償として20年もの長きにわたり投獄の刑に処せら
れました。重罪の刑罰です。当時の民意を支配していたのは哲学

者や宗教界の人々です。中でも高位聖職者たちの反発には凄まじいものがありました。病気は神々の気まぐれと、霊が原因との考えが主流でしたから、ヒッポ先生の新しい考えにより人間と神との間の仲介者としての自分たちの権力が損なわれると考えたのでしょうか。高位聖職者たちの抵抗がいかばかりのものであったか想像に難くありません。

　身体的苦悩から現実的に対処しようと、「哲学からの離脱」を意識的に試み現実に即した医療と医学理論への道を開こうとした精神は、強靭な信念なくして耐えられるものではありません。しかもたいへん長命であられたことに改めて畏敬の念を禁じ得ません。ヒッポ先生の精神は2400年余り経た私たちにまで伝承されているのですから。

哲学者たちへの反論

　哲学者たちは、言葉多く語るものの治療の知識は全くと言っていいほど乏しかったようです。ヒッポ先生は、各地を遍歴しながら多種多様な病気を診察し、たくさんの症例の記録を書き残しています。

『ヒポクラテス全集』「人間の自然性（本性）」　第1節の中で、哲学者たちの姿勢について次のように述べています。

「人間の本性について、医術の領域を超える話（哲学の話）を聞きなれている人は私の話に何の興味も湧かないだろう。私は、人は空気だとか、火だとか、水だとか、また土だとか、あるいは人体を構成していない何かからできている、などとは決して言わないからだ。そんなことは言いたい人に任せておく。しかし、そのような人々は正しい知識を持っていない。間違っている。なぜな

ら彼らは皆同一の考想を用いながらその主張する内容においては一致していない。その名称も一致していない。ある人は空気だと言い、ほかの人は火だと言い、水と言う人も、また土だと言う人もいる。同じ考想をしながら言うことが違うということは取りも直さず彼らの知識が間違っていることを示している……」と。

　他方、哲学者プラトンは30篇に及ぶ著作を遺しています。原本は失われてしまいましたが、そのすべては写本として今日まで伝えられています。後に『ティマイオス』という対話篇の中で医学について論じています。ヒッポ先生とは対照的にプラトンは病人を診ることなしに医学を論じる姿勢が対話篇の随所に散見されます。医学を論じることによって国家を論じ、人間を論じています。そして医学を論じ医療に触れたのは、国の政治を人間の節制に対比して、国の政治の頽廃を人間の身体の秩序と統一の中に見出そうとしました。プラトンは、医学を論ずることで国家や宇宙、その上の神にまで考えを発展させ、中世までヨーロッパの医学者たちに多大な影響を及ぼしました。

　時代は、宗教的、哲学的束縛のたいへん強い社会状況下にありました。ヒッポ先生は、まず、人体を理解しそして病的現象を理解することに重きを置いていました。ヒッポ先生を長とする学派の人たちが医療を宗教や哲学のしがらみから切り離すのに要した困難は計り知れません。

『ヒポクラテス全集』

Hippocratis Opera Omnia

この記録ほど貴重なものは他にあるでしょうか。

21世紀の今日においても世界には読み書きの不自由な人が存在します。しかし2400年のはるか昔に活躍した医師の考えが文字として遺されています。『ヒポクラテス全集』です。

ハーバード大学の図書館で私がはじめて手にした写本は、1526年版です。それ以来何度となく表紙は付け替えられています。何十年もかかってやっと会うことのかなった瞬間です。緊張からくる小刻みな震えを抑えることができません。左手を優しく添えゆっくり表紙を開けると、いつの時代のものとも判別できない書き込みや寄贈者の名前などが読み取れました。焦る気持ちを抑えながらページをめくり、飛び込んできた文字に釘付けになりました。細かに小さな古代ギリシア文字がぎっしり綴られているのです。しかもたいへん美しいのです。1526年版とはいえ、500年くらい前の写本です。

とっさに頭を過ったのは、ペンは……どんなものだったのだろうか?　インクは……でした。次に、原本はこのように、いいえ!　もっとそれ以上に整然と明確にそして美しく書かれていたに違いない!と、しばらく想いに耽りました。いったい今日まで遺る文字を書いた人物はどんな人だったのだろうか、書くことの専門家だったのだろうか。いずれにしても明確な細かな文字の羅列は美しいのです。さらにページを進むにつれて、往時の人びとが時代を超えて、今まさに隣に座っているような、そして優しく熱心に語りかけてくれているような錯覚にとらわれました。ふと我に返ったとき、文字としてこのように遺してくれたすべての

人々に感動と感謝の気持ちが溢れてきました。万感胸にせまります。オリジナルほど多くを語り教えてくれるものはありませんから。

羊皮紙

　ドレナージュに出会って以来、資料探しが私の日課になりました。ハーバードで手にしたものよりもっと古い写本の存在を知ることになりました。1447年、ドイツのマインツでグーテンベルクが印刷術を発明するまで本は、手書きによって書き写されるmanuscript（写本）というものでした。そして用紙は、古代ではパピルスが、紀元3〜4世紀頃まではもっぱら羊皮紙が使われていました。その羊皮紙の写本を見つけたのです。一つの原本を書き写し、ようやく一冊の写本が完成します。そのような工程を経たパーチメントの写本が存在するというのです。しかもあの医学の怪人（巨人）ガレノスのものらしいのです。ヒポクラテスを誰よりも敬愛していると豪語して憚らないガレノス。翻訳能力にかけては誰よりも勝るガレノスの写本らしいのです。そして内容は「ヒポクラテス」らしい。見たい！　どうしても手にしてみたい。どこにあるのだろう？　いつものように一つ一つ当たっての手探りです。……、返事がきました。イギリスの図書館からです。独りで歩み、権威付けとなるような何のバックグラウンドもない私に許可がきました。入り口は裏木戸のような小ささ。どのように入るのかマゴマゴしているとパッと内側から扉が開き迎えられました。もったいぶった雰囲気は一切なく、淡々とした応接のなかの細やかな気配りにはありがたさが身に沁みました。威圧感を覚えたのは、1438年創設の建造物と古い所蔵本のとてつもない膨大

さです。他の研究者たちとは別の特別室には、私一人のために貴重本をのせるクッションが用意されていました。静寂のなかに聞こえる音は、歴史を感じさせる床のミシミシと軋む音だけです。

　ちなみに羊皮紙（parchment）はガレノスの出身地である小アジアのベルガモンで考案されました。パピルスの輸入がエジプトからかなわなくなったための策でありました。本の一つは、13〜14世紀の写本。縦横厚さは、それぞれ32×23×5。羊皮紙は、羊や山羊などの皮をなめし、乾燥、漂白し、延ばしに延ばして薄くします。よーく見ると動物の毛穴なのかぶつぶつした点の残っているページもあります。

　あるページは動物のどの部分なのでしょうか、端のほうが湾曲していたり、中ほどには尻尾の個所なのか丸く穴が開いていたりします。延ばし方がいびつなページを目にしたとき、何十年振りに腑に落ちたことがありました。エステティックの授業で「羊皮紙のような皺肌（la peau parcheminée）」と習っていたからです。本物の端に寄せられた皺を見つけたとき、妙な親近感を抱きました。またパリパリに薄く延ばされているものなど手作り感満載です。この本も例外なく美しく書かれています。およそ5ミリ四方の文字がぎっしり端正なまでに並んでいます。余白にはさらに小さな3ミリ四方の字が所狭しと書き込まれています。時々、赤と青の色鉛筆が使われていたり、人差し指のポイントを示すような図柄があったりと、この本を手にした「見知らぬ人」の一生懸命に貪るように勉強した痕跡がひしひしと伝わってきました。

全集への疑念

　ヒポクラテス全集には、あらゆる言語のなかでも最も古い科学論文が収められています。初期ギリシア医学のすべてがここにあります。医学校らしきものは、コス島やクニドス、ロードス島が起源とされています。私塾のようなものであったようです。ヒッポ先生自身もこういった所で教えていましたから、全集には講義に用いたテキストや治療の記録が収められています。

　ヒッポ先生は、前375年頃に没していますがギリシアの衰退に伴い、当時随一を誇る図書館であったアレクサンドリア図書館には約70編ともいわれる医学書のコレクションが運び込まれました。しかし、アレクサンドリア図書館には医学の専門家がいなかったのかその中身は種々雑多でした。コス派の著作だけでなくそれに対立する立場のものもあったり、ヒッポ先生以降数世紀にもわたる医学文書であったり、ヒッポ先生が執筆したのではないとか、別の時代のものであったりと、内容についての分析がほとんどされないままの寄せ集めでした。それらに古代最大の医者「ヒポクラテス」の名を付け、図書館に保管してしまったのです。時々、思うことがあります。いまだに世界中の研究機関や大学の倉庫には往時の整理が及んでいない手付かずのものが雑多に放り込まれたままで眠っているのではということです。

　理由はどうあれ、アレクサンドリアという図書館に保管されたからこそ『ヒポクラテス全集』が21世紀の今日まで存在しているのです。

　批判や疑念はともかく、何より重要なのは何世代にもわたって伝わってきた内容です。ヒポクラテスという名の哲学に時代の枠

からはみ出した超時代的な重みがあるのです。感覚を研ぎ澄ました注意深い観察から紡ぎ出された真理の言葉ほど心に訴えてくるものはありません。ことに、「体液」、「自然治癒力」に関しては、2400年経た今日においてさえも明確な答えを得ることができていない課題であるだけに、なぜなのだろうその答えを求めて歴史をたどります。

5 Alexandros大王(BC358－323)

紀元前

BC375　ヒポクラテス　没

358－322　アレクサンドロス大王　36歳没

340－260　ヘロフィロス（人体解剖の祖）
320－250　エラシストラトス（人体生理学の創始者）

102－44　Carius Julius Caesar　58歳没

……

西暦

AD40－90　Pendani Dioscorides ディオスコリデス　植物学者
薬草医　医者

47－120　Plutarch　プルタルコス　『対比列伝』

129－216　Claudius Galenus　基礎医学の祖

アレクサンドロス大王

「王子は、これから常に勝利を勝ちえるでしょう」

　アレクサンドロス大王が生まれたときの予言者のお告げです。

苦難の多いしかも短い生涯を閉じたのは32歳のときです。弱冠20歳で父王フィリポス2世の後を継ぎ、在位わずか12年数か月の間に世界史を大きく変えました。最も大きな功績は、東西文明の融合を産み出したことです。

　ペリクレスの没後、あれほど繁栄していたアテネは衰退しました。この死の2年前、前431年に敵対していたアテネとスパルタの間でペロポネソス戦争が勃発しました。30年にもわたる長期戦の末にアテネは敗北します。このようにギリシアがポリス（都市国家）間の分立抗争に明け暮れて末期症状を呈していたところに、北方のマケドニアのアレクサンドロスの父フィリポス2世は、前359年に即位するやギリシアを統一し、長い間の抗争に終止符を打ちます。アテネは、都市の政治力も軍事力も失い壊滅しました。
　勢いにのったフィリポス2世は、次に東方のペルシアにも遠征する計画を立てていましたが、暗殺されてしまい、その計画は頓挫します。そこで王位は、まだ20歳のアレクサンドロスが継承しました。父の夢は息子に託され、あの有名な東方大遠征に出発します。長期にわたり遠征を行い、ユーラシア大陸からアフリカ大陸にまたがる大帝国をたった一代で築きあげました。
　その間、エジプトに侵入します。そして前525年以来、ペルシア帝国に併合されていたエジプトを解放に導き、征服しました。そのエジプトのナイル河口に地中海の新しい商港と軍港を目的とする大都市アレクサンドリアの建設計画を立てます。そこに古代都市に類を見ない大図書館と博物館の創設を熱望しました。あのアテネが衰退後においても哲学や文学、自然科学の分野に衰えがないこと、それどころかむしろ発展していることに羨望の念を抱

いていたからです。政治力や軍事力を失っても文化は、不滅ということでしょうか。かつてアテネが「ギリシアの学園」と呼ばれ幾多の頭脳を輩出した事実も知っていました。

　大王が計画し、その意思を部下のひとり、プトレマイオスが実現します。首都アレクサンドリアは都市のなかでもずば抜けて繁栄しました。大王の念願であった大規模な図書館も建設されました。一方、東征を続ける大王は遂にインド北西部まで到達しました。東の次は、西側です。全世界制覇を計画していましたが、またしても父王と同じく頓挫します。突然、高熱に襲われてしまったのです。運命とは残酷です。病状が回復することもなく32歳の大生涯は、ここで終焉を迎えました。この急死に伴い新帝国は分裂の憂き目を見ますが、文化遺産は永遠です。アレクサンドロス大王の魂と共に永遠です。遺された功績は偉大です。一つが、東西文明の融合です。もう一つは、アレクサンドリア図書館です。この図書館が存在していたからこそヒポクラテスの考えは、全集という形で今日に伝わっているのです。

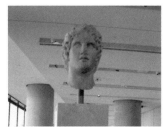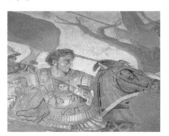

アレクサンドロス大王の像（少し左に首をかしげている）

プルタルコス

『対比列伝』の著者、プルタルコスが伝えているところでは、アレクサンドロス大王は色が白く全身から芳香を発散させ、それがいつも衣裳に移っていたと言われます。これは上質の香りのする白檀らしく、すり潰し粉状にして体に塗っていたようです。そして目が柔和に潤い、首をいくらか左に傾げながら、何かを考える癖があったようです。

アレクサンドリア図書館

　万巻の書物が収蔵された古代随一の図書館でした。当時の写本にはパピルスが使われ巻紙状でした。図書館は研究機関であり、ギリシア語でMouseion（ムセイオン、英語のミュージアムMuseumの語源）と呼ばれていました。ちなみにムセ

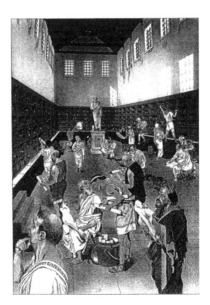

イオンとは、人間の創造活動を司る女神ムーサを祀った神殿のことです。この学術機関ムセイオンには、図書館以外にも、天文館、解剖学研究所、動物園、植物園などが充実して備わっていました。ムセイオンはプトレマイオス王家によって保護された学士院のような性格を持ち、運営資金を王家が出資していたため研究

者は存分に研究に専念できました。地中海世界の学問の中心として栄えた所以です。

アレクサンドリアの医師たち

　世界中からアレクサンドリアに集まってきたトップ頭脳を有した研究者たちは、恵まれた環境を着実に活用し、それまでさまざまな理由から停滞していた研究分野に取り組みました。その中に、アレクサンドリアでギリシア医学の黄金時代を築いた二人のギリシア人がいます。ヘロフィロスとエラシストラトスです。二人は、紀元前3世紀には早くも人間の死体解剖（人体解剖）を行っています。ギリシアやエジプトの君主から与えられた死刑囚であったとの記述が残っています。それが倫理的に同感を得られていたかはともかく、人体解剖によりそれまで信じられていた誤りのいくつかを正すことができました。しかし、死体解剖が許され自由な研究ができた時代はあまりにも短く長くは続きませんでした。前30年頃、エジプトがローマに併合されてプトレマイオス朝が絶える頃になると、ローマ法によって人体解剖は禁止されてしまいます。しかし、禁止はされても、解剖学は学問としてはじめて認識されました。多くの文献は散逸したものの、二人の著作は断片的に残っていました。約400年後にガレノスが業績をわかりやすい言葉で著したものが残っているので二人の偉大な人物の研究成果を知ることができます。

Herophilus（ヘロフィロス）人体解剖の祖

　小アジアのカルケドンに生まれました。ギリシアの指導的医者のひとりです。アレクサンドリアではプトレマイオス家の初代及

び二代の王の下で活躍したことが知られています。解剖学における研究では独自の道を切り開きました。それ以前は個々の結果の集積にすぎなかった解剖学をはじめて体系化しました。

① 神経と脳および脊髄との関連をはじめて認識したのはヘロフィロスです。

② 神経をその源から末端まではじめて観察したのもヘロフィロスです。

③ 消化器官と乳糜管の関連もはじめて明らかにしたのもヘロフィロスです。

そして各器官の個別研究に留まらず、器官相互の関連を突き止めたのです！

解剖学の成果はほとんど著書・解剖学に収められています。

Erasistratus（エラシストラトス）人体生理学の創始者

ケオス島のユリスで生まれ、サモス島で死んだと言われています。ヘロフィロスの少し後輩です。人体解剖はまだ行えていましたが、解剖に対する世間の批判は激しく相当な敵意を持たれたようです。そのような状況下にありながらも後世に続く重要な説を立てています。記録は多くないです。

① 静脈と動脈の間には何らかの関連があると気付いていました。イギリス人のW.Harveyが、17世紀に明らかにした「血液循環の原理」を最初に予見しました。

② ヘロフィロス同様、乳糜管の記載もあります。これもイタリア人のG.Aselli（G・アゼリ）が17世紀に発見しました。アゼリ自身の著書がのこされています。

これ以降、倫理的タブーが優勢になり人体解剖が消えていきます。再び復活が許されるまではこの二人の文献に頼るほかに、道はありませんでした。

Caius Julius Caesar（BC100－44）　55歳没
ガイウス　ユリウス　カエサル

ローマ帝政の基礎を築くにあたり数々の抜本的改革を考えました。その一つに医療改革があります。「医師という職業の重要性」を歴史上初めて認めた人です。ちなみに、「医師としての自覚」を説いたのはヒポクラテスです。

それまでのローマは、ギリシアからの出稼ぎ医師も珍しくないほど医師不足でした。十分な医療を受けられるのは経済的に恵まれている人々だけです。その他の中流以下に属する市民は神々に頼るほかありませんでした。神頼みです。誰でも体の具合が悪くなると不安になります。頼れるものがあればなんにでも縋りたい心境になるものです。疫病の神、発熱の神、腹下しの神、腹痛の神など、小さな祠が祀られています。今でも旧い市街を散策するとそこかしこに目にします。

カエサルは、このような現状にメスを入れました。優秀な医師がローマを目指すよう医療水準を向上させるための変革を考えたのです。ローマの医療制度は、カエサルの考えを初代皇帝アウグストゥスが政策化し、二代皇帝ティベリウスが定着させました。

今も昔も、政治家の資質いかんで社会は良くも悪くも転んでしまうもの。

カエサルは、アレクサンドロス大王の死から約200年後に現れたローマ人です。大王は、世界制覇につながる東方遠征の途中、

若くして病に倒れ夢は潰えてしまいましたが、東西文明の出会い
を産み出すという世界史を大きく変える偉業を成し遂げはしまし
た。次は、西へと向かうその矢先に32歳余りでこの世を去ってし
まいました。奇しくも、大王の野望はカエサル公がローマ帝国と
いう形で実現させ、500年もの間続きました。カエサルが、ヨー
ロッパの基盤を築いたのです。ヨーロッパは、カエサルによって
つくられました。

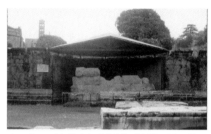

カエサルが火葬された場所（遺灰は雨に流れ
てしまったという）

カエサルの言葉

　以下は、カエサル公の影像に会うたびに浮かぶ言葉です。どん
な人なのだろうといつも想像します。言葉の上でしか知らないこ
の人は、どんな人なのだろうかと思ってしまいます。正面から、
後ろから、左右から、ぐるぐる回ってジロジロ見つめてひと時を
楽しみます。

○ルビコン川を渡る時の決断場面で。
「進もう、神々の待つところへ、我々を侮辱した敵の待つところ
へ、賽はなげられた！」

○塩野七生氏は言います。

「カエサルという男は、自分の置かれた現実から決して目をそらさず、それでいて現実の重みに潰されることのない人間。冷徹な知性を備えもっていた」『ローマ人の物語』（塩野七生著／新潮社）

　カエサルの言葉は、「品格が高く、光り輝き、壮麗で高貴であり、何よりも理性的である」

○もう一つ、有名な言葉。

「人間ならば誰でもすべてが見えるわけではない。多くの人は自分が見たいと欲する物しか見ていない」

○才知、実力ともに非凡なカエサルの健康状態をプルタルコス（プルターク）は、このように記しています。

「決して頑健な体の持ち主ではなかった。痩せぎすで、色白で、頭痛持ち、てんかんの持病があった」

　だからこそ私は、思います。人一倍他者の心の痛みを解せたのではないかと。

Claudius Galenus クラウディウス　ガレノス（AD129－216頃）
基礎医学の祖

　ヒッポ先生の2400年には及びませんが、約1300年にもわたって医学会を席巻したたいへん稀有な存在です。古代医学を集大成したばかりでなく、没後1000年以上もヨーロッパの医学、特に基礎医学を支配した最大の傑物です。

　130年頃にアレクサンドリアに並ぶ小アジアの学園都市ベルガモンに生まれたギリシア人です。あの羊皮紙を生んだ所です。建

築家の父ニコンは数学や哲学に造詣が深く、早くから息子の才能には気付いていました。ニコンは、夢の中でギリシアの医神アスクレピオスから「息子に医学を学ばせるように」と命じられました。ベルガモンは、小アジアきっての大都市として文化的豊かさを誇っていました。アレクサンドリアに継ぐ規模の大図書館や優れた医療施設を備えた医術の聖地アスクレピオス神殿もあり、多くの学者たちの活動の場になっていました。この地でガレノスは早期英才教育を受けました。生い立ちについてもたくさん書きのこしています。

履歴

14歳からは、いろいろな先生について哲学を修めます。このことは、後に広い視野を養う上において大変役に立ちました。

16歳からベルガモンで臨床的な医学を学び始めます。

10代後半からは本の執筆を始め、生涯を通じ非常に勤勉に著作活動を続けます。著書は膨大な量に達し、医学のあらゆる領域にわたっています。

20歳になると、当時の慣習に従い学問修行の旅に出ます。ギリシア本島や島々を経てエジプトにも渡ります。

23歳の時から約5年間を当時の文化の中心地アレクサンドリアで過ごしました。ヘロフィロスの頃より400年以上が経っていました。アレクサンドリアの最盛期は過ぎ去り、時代背景も大きく変化していました。それでも過去の遺産は計り知れないほどに偉大です。ヘロフィロスやエラシストラトスらによって盛んに行われていた医学解剖（人体）の資料などからとりわけ多くを学びました。哲学に加えて医学のあらゆる分野の知識と経験を吸収しま

す。ここで得た豊かな経験と優れた技術は、後に彼の医学理論と
ライバル医師たちとの論争を支える最強の武器となっていきます。
アレクサンドリアでは、学びたいこと、学べることはすべて完璧
に近いほどに習得したガレノスでしたが、一つだけかなわなかっ
たことがあります。人体解剖です。ガレノスがアレクサンドリア
に行ったときには、ローマ法により既に「禁止」されてしまって
いたのです。どんなに口惜しかったか心中察するにあまりありま
す。ガレノス自身一度も、人体解剖の経験は「ない」とされてい
ます。

　27歳の頃、故郷のベルガモンに戻ります。約4年間剣闘士の治
療医を務めます。剣闘士競技は、ローマ文化の一面を象徴するも
のです。皇帝が頂点にあったこの時代には盛んに行われていまし
た。命をかけた流血の修羅場は、ガレノスにとって人体生理をつ
ぶさに観察し外科医としての腕を磨く絶好の場となりました。「ど
れほど巧みに剣闘士たちのひどい傷を処置することができたか、
そして剣闘士の傷、特に深い傷と切り落とされた内臓はまるで身
体を覗く鏡のようだ」と、記しています。人体解剖が許されない
社会体制にあって、たいへん貴重な体験でした。

　31歳の頃に、ベルガモンには物足りなくなりローマに出ます。
折しも「五賢帝」最後の皇帝マルクス・アウレリウスが即位した
年にあたります。ライバル医師がひしめくなか、名医としての頭
角をあらわします。皇帝の侍医にも要請され確固たる地歩を固め
ていきます。ライバルたちからの脅しともとれる激しい医学論争
に巻き込まれることもしばしばありました。理不尽な輩に対して
負けてはいません。徹底的に戦いました。ぐうの音も出させない
ほどに論破するだけの自信と強さと正義感は人一倍ありました。

ヒポクラテスに継ぐ怪物

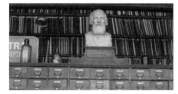
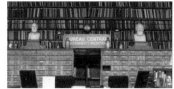

肖像がたいへん少ないガレノス　　図書館にてヒッポ先生と並ぶガレノスの胸像

　ガレノスは、研究にあたってあらゆることを記録しました。著述は、ヒポクラテス注解、医学一般論、解剖学、生理学、衛生学、養生学、薬物学、病因論、病理学、診断学、予後学など、たいへん多岐にわたっています。10代で書き始め死ぬまで書き続け、厖大な量の著作を残しました。大半をローマで書き上げたようです。それは現存するギリシア文献の半分にも相当すると言われます。ギリシア医学の優れた成果が今日まで伝承されているのはひとえにガレノスのおかげです。彼の果たした役割は大きいものがあります。

　ヒポクラテスを尊敬し信奉していたガレノスは、自らを「ヒポクラテスに継ぐ怪物」と公言して憚りませんでした。「自分こそがヒポクラテス医学そのものであり、それを支える根本精神に精通している。自分がヒポクラテスの教えを明確に説明したからこそ、それらが皆の役に立つようになった」と、自慢して憚らなかったようです。そこまでしないと世間の理解を得られなかったのかもしれません。21世紀、令和の時代においてもなお（ガレノスによる）ヒッポ先生の名声、そしてガレノス自身のヒポクラテス哲学媒介者としての地位は確かです。

『自然力について』第３巻13章では、「最も神聖なるヒポクラテスが言うように……」と、ヒッポ先生を神とさえ呼んでいます。第１巻２章では、「医師で哲学者であった人びとのなかでヒポクラテスこそ、万物が互いに働きあう四つの性質（血液、粘液、黄胆汁、黒胆汁）からなり、それらの働きによって万物の生成消滅が行われることを明示した最初の人である」と述べています。

　また、『自然の機能について』（種山恭子訳）には、まさしくガレノス医学・生理学の基礎に置かれた概念に他ならないとしてこのような記述があります。
「人間（及びあらゆる生物）は、それぞれが一個の有機的統一体であって生物体はけっして単にさまざまな身体部位の寄り集まりではありえず、ましてや原子的な物体の集積として考えることはできない」

人物評

　ガレノスは、飽くことなく真理を探究するギリシア精神を具現した最後の医者でした。古代ギリシア・ローマ世界では、その後彼の水準に達した者は一人もいません。
「ガレノスは、すべての人が目指すものにあらず」
　と言われたほど現実的な目標とするにはあまりにもかけ離れた存在です。
　ガレノスなくしてヒポクラテスの名声も近代西洋医学の確立もあり得ずと言われる所以です。生涯を独身で過ごしました。

誤り

　当時の一般的な医者たちは、傾向として解剖の知識は殆どなく、その必要性も持ち合わせていませんでした。解剖学と生理学をアレクサンドリアで学んだガレノスは、人体の骨格については多くを知っていました。それ故、人体の構造と機能を明らかにする必要性を痛感していました。人体の各部分が固有の機能を持ち、それが必要だからこそ各部分は存在するということを証明しなくてはいけないと思うに至っていました。解剖学（人体の構造）と生理学（人体の機能）の研究によって人体を改めて理解しなおさなくてはいけないと考えたのです。そして人体がどのようにして病むかを探っていくのですが、その前途にはいかんともしがたい不運の壁が立ちはだかります。時の法によって人体解剖が許されなくなってしまったからには動物を使って研究を続けるしかありません。魚や爬虫類・イヌ・ヤギ・ブタの他、一説には皇帝の飼っていたゾウの死骸までも解剖しました。なかでも外見的には人間によく似たマカクザルを用いて動物の生体と死体を注意深く解剖し、しかもかなり正確な所見も得ていたようです。

　アレクサンドリアにいた時代には、はるか先輩の前3世紀に活躍したヘロフィロスやエラシストラトスらの実際に人体解剖をした人たちの文献を貪るように勉強して人体の構造を推測したのではと考えられています。たいへん自信の強かったガレノスは、いかにも人体の構造そのものを観察したかのように述べていると、本当のところを知らない人々は疑いのかけらも抱かなかったようです。しかし動物だけでは限界があります。それでも制限された環境の中で可能な限り研究し尽くしたという自負心がそうさせてしまったのか。説得力もいかばかりであったか察せられなくもあ

りません。

　ガレノス没後、200年過ぎた4世紀半ば頃にはすべての医学者の拠り所になってしまいました。人間の解剖学的構造に関するガレノスの理論が確立されていたため、ガレノスの発見が人間ではなくイヌやサルを解剖することによって得られた事実を疑った者は何世紀もの間いませんでした。

　中世という暗黒時代の全期間を通じてガレノスの「誤り」もそのまま受け継がれてしまいます。時代がそうさせたのかもしれませんが、人々がガレノスの説をそのまま信じ、また彼の死後の名声に服従するかの如く「自分で考えることをしない」精神的奴隷になっていたのです。この状態はルネサンスまで続きます。1000年以上もです。ソクラテスは、考えることの大切さを説き死刑を宣告されました。考えることが命がけであった時代もあったのです。ガレノスの「誤り」は否めません。考えないことの代償も大きいのです。

　とはいえ、近代医学の成立は、このガレノスを踏まえることによって確立されたことも事実です。

6 Galenus後、ルネッサンス

ルネッサンス

　ガレノス没後、ローマ帝国の勢力が衰退するとコンスタンティノープルを中心とする東ローマ帝国に取って代わられ、東ローマ帝国は1000年以上も存続しました。その約1000年間、科学は全く進歩しませんでした。むしろ衰退し、科学の暗黒時代と言われます。しかし、ギリシア人の遺した科学論文はアラビアに受け継がれギリシア語からアラビア語に翻訳されて生き永らえます。12世紀にはそれがラテン語へと翻訳されルネッサンスへの原動力になっていきます。

　4〜5世紀　ゲルマン民族が西ローマ帝国に侵入、ローマ帝国滅亡。文化はアラブに引き継がれます。
809‐877　フナイン・イブン・イスハーク　アラビア医学の基礎を築く　「医学全書」
980‐1037　イブン・シーナ　アラビア医学の頂点　「医学典範」cannon 医学のバイブル
1208‐1288　イブン・アン・ナフィース　「イブン・シーナの解剖学注解」など、W.Harveyより400年も前に肺循環を発見。

　その一方で、ローマ帝国の基礎的な学問は衰退したとはいえ完全消滅ではなく、帝国内の所々には古代の書物が残り、暗黒といわれる5〜10世紀でさえも修道院などで古典を学ぶ学者たちがギ

リシア・ローマの学問を存続していました。10世紀頃サレルノに起こる医学は、このようにして残った古典医学に由来しています。

　ルネッサンスは15世紀に忽然と起こったのではなく、12世紀頃から既にヨーロッパに知的な活動が勃興していました。8～11世紀アラブに引き継がれたギリシア・ローマ文明は、さらにスペインやイタリアを介してヨーロッパに入り「12世紀ルネッサンス」と呼ばれる活動力が発生しました。そして、1453年、東ローマ帝国の滅亡に伴い、「15世紀ルネッサンス」すなわちギリシア・ローマ文明の復活を迎えます。

Renaissance
↓
医学校
　│
1452－1519　Leonardo da Vinci

1514－1564　Andreas Vesarius　近世解剖学の始祖

1587－1657　William Harvey
1581－1626　Gaspar Aselli
1616－1680　Thomas Bartholin
1622－1674　Jean Pécquet
1630－1702　Olaus Rudbeck

医学校

Schola Medica Salernitana（サレルノ医学校）

　イタリア南西部、ティレニア海に面した斜面に築かれたサレル

ノの街は陽当たりが良く各家庭の庭先にはレモンやオレンジがたわわに実る風光明媚な土地柄です。ここサレルノの地に、既に9世紀頃には医学の基礎機関としての素地が早々と成立していました。それには図書館の存在によるところが大きいのです。サレルノから北西に約120kmモンテカッシーノにベネディクト会修道院附属の図書館がありました。この修道院は宗教と学問の中心的存在でしたから古代ギリシア・ローマの医学書やアラブを経由した文献など大量の著書を所蔵していました。ヨーロッパの学問言語であるラテン語への翻訳作業が活発になり始めると知識に渇望していた人々が自ずと集まってきたのでした。

　そのような状況のもと、サレルノの医師養成課程は高度に組織化されていました。3年間の初期段階の試験に合格すると、次は4年間の医学教育課程に進みます。その中には、内科医、外科医、薬草医などの専門実習も含まれます。また衛生から倫理まであらゆる面で高い水準が保たれていました。女性の入学も認められていました。サレルノの大司教を務めたアルファヌス一世（1057〜約30年間）は、医師でもありいくつもの言語を解した人物として知られています。医学校の設立に果たした役割には大きなものがあります。

　サレルノは、11世紀後半から12世紀に最盛期を迎えます。医学校の名声は広まり、「ヒポクラテスの町（Hippocratica Civitas）」として知られるようになります。古代ギリシア・ローマそしてアラブやユダヤの医学知識も加わり、サレルノはヨーロッパに流入する医学知識の玄関口となっていきました。しかし、医学校は15世紀頃から衰えはじめます。1811年まで続きましたがナポレオン一世により廃校にされます。

サレルノで萌芽した「知りたい！」という知に対する目覚めは
その後大学の誕生へと発展していきます。

Bologna（ボローニャ）大学

　イタリアの北部、ボローニャには世界で最も古いボローニャ大
学があります。サレルノで発芽した「知りたいフィーバー」は、
さらに膨らんでいきました。人々は、盲目から脱皮するかのよう
に何事も自分の頭で考え、そして行動を起こしていくようになり
ました。ボローニャでは商業や都市の復活にともなって法律の必
要性が生じてきていました。知的好奇心に富み、学ぶ必要性を抱
いた人たちは、それぞれに集い教師を自分たちで選んで教会や個
人の家で教えを受けるといった自発的に学問をするグループがあ
ちこちに増えました。それが徐々に組織化され、大学へと発展し
ていきました。最初に生まれたのが法学部です。ちなみに、英語
のUniversityの語源は、ラテン語のUniversitas（人々の集団、組
合）に由来します。

　ボローニャ大学医学部の成り立ちは司法上の都合からでした。
殺人事件などの取り調べの過程において、遺体検査の必要性が生
じたことから必然的に設置されるようになりました。それ故、当
初は法学部の付属機関にすぎませんでした。この付属組織で1000
年以上も禁止されていた人体解剖が復活しました。中世において
初の試みです。しかもキリスト教の本山であるイタリアにおいて
です。病理や法医解剖を主目的としたものとはいえ神聖冒瀆罪に
相当するほどの大事件に違いないはずですが、ボローニャでは復
活しました。時代の意志なのでしょうか。

　この大事件は画期的に違いありませんが解剖の授業はというと、

示説です。教授（外科医）たちは、実際に切開する職人たちから離れた一段高い場所からガレノスらの教科書をただ読み上げるだけでした。盲目的にガレノスたちの教理（教え）に従うだけのものでした。眼前の解剖遺体にガレノスの記述とは明らかに異なっている臓器を見つけ、事実を、証拠を、実際に突きつけられていてもガレノスの犯した「誤り」を認めることはありませんでした。依然としてガレノスの呪縛に縛られています。

　それでも検死の必要性から始まった人体解剖は、人体の構造を知ることを目的とする学問へと発展していきます。Mondino・de・Luzzi（モンディーノ・デ・ルッツィ）（1275頃－1326頃）を核として医学部に解剖の教育が定着するようになりました。女性の遺体で解剖したことは知られていますが、自らメスを執ったものか職人任せであったのかは定かではありません。中世唯一の解剖学書『Anatomica（解剖学）』を1316年に著しています。新しい知見はほとんどありませんが、15世紀末、グーテンベルクの印刷術発明によって広く教科書として用いられました。モンディーノの出現は、中世から近世の解剖学発展史において意義深いことは確かでありますが完全に「ガレノスの誤り」から脱していません。以降200年というもの更なる進歩らしきものはありません。

Padova（パドヴァ）大学

　当時のヨーロッパでは、知的にも、宗教的にも際立って自由な雰囲気を持った理想的ともいえる大学です。その時代のイタリア半島の大部分がスペイン及びローマ法王の権力の支配下に置かれて自由を失っていましたが、ヴェネチア共和国だけは違っていました。依然として旧来の独立を保持していました。そのためカト

リックの専制的支配もありませんでした。ヴェネチア共和国の領内にあったパドヴァ大学の門戸は、カトリック教徒ばかりでなく、新教徒にもユダヤ教徒にさえ開放されていました。イギリス国教徒のウイリアム・ハーヴェイが留学先に選べたほど、パドヴァには宗教的寛容さがありました。ヨーロッパ中から、オリエントから「スーパー頭脳」たちがここパドヴァの地を目指して結集してきました。

　パドヴァ大学は、13世紀の初め頃（1222年？）にボローニャ大学を飛び出した教授や学生たちによって創設されました。ボローニャ大学が発展するにともない学問の自由の保障が危うくなったからです。パドヴァのすぐ傍にヴェネチアがあり、ヴェネチア共和国唯一の大学として発展します。自由な雰囲気の中、ガリレオ・ガリレイやダンテ、ペトラルカが講義をし、ヨーロッパで一番の名声を博すようになります。今でもガリレオが講義に用いた演台が残っています。北イタリアのこの地を目指して知的好奇心に溢れた頭脳がやって来ました。北ヨーロッパからは2か月もかかる長旅でした。なかでも医学部は、たいへん進歩的な機関でしたから後に解剖学や外科学などの分野において自由な思想家を次々に輩出します。世界初の円形階段状の解剖教室も創設されました。

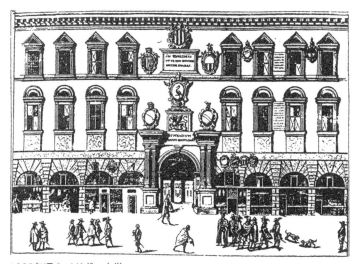

1600年頃のパドヴァ大学
校門の上に書かれている、言葉
Sic ingredere ut te ipso quotidie doctor evades
汝、日々賢くならんとの構えで入れ
Gymnasium omnium disciplinarium 諸学万般の大学

パドヴァ大学の解剖示説室（Teatro Anatomico）

　1594年にファブリチオがつくりました。ボローニャ大学の長方
形のものと違い、円形のコロセウム型で、下の中央にある解剖台
で行われる解剖を、何重にも輪を描いて取り巻く急階段状の観覧
席から立ったままで見下ろすようになっています。250−300人が
収容でき、最上段から解剖台を下に見ると天井からすり鉢の底を
見るような感じです。ボローニャとの大きな違いは、講壇がない
ことです。講義者が遺体を前に、示説しながら講義したのです。
ヴェサリウスが自身で解剖し、皆に示しつつ講義した伝統を引く
ものなのでしょうか。この示説講義室は、1872年まで使用されて

いました。たいへん良い状態で現存していますが、階段に上ることはできません。

　解剖を学生や医師に見せるためにローマのコロセウム型の示説室をベネデッティが推奨しファブリチオがこれをつくりました。現在ヨーロッパのいくつかの大学に残る昔の示説室がボローニャを除きコロセウム型をしているのは、パドヴァ大学のベネデッティのアイデアに起因しているのかもしれません。他にこのコロセウム型はパドヴァ留学から帰国したO.Rudbeck（オラウス・リュドゥベック）がスウェーデンのウプサラにつくったものが現存しています。状態も良く、中にも入れ急階段の上までよじ登るようにして上がれます。他に誰もいないときは、少しひんやりした怖い空気感が漂っていました。同時に、ドーム型の丸天井のガラスからの射し込む明かりのもと一生懸命下をのぞき込みノートをとる生徒たちの熱気も感じたものです。同時期に留学していたデンマーク人のT.Bartholin（トマス・バルトリン）がコペンハーゲンにつくったものは、大火で消失してしまい跡形も残っていません。ボローニャの長方形の示説室は、大学の旧校舎アルキナジオに見ることができます。

　ドイツ人Goethe（ゲーテ）（1749－1832）は、長年の憧れの地イタリアを訪れたときの紀行文のなかでこのパドヴァ大学の解剖示説室について記しています。

「大学の建物は見かけだけは嫌に堂々としているが、いささか恐れ入った。自分はこんな所で勉強せずにすんで幸いであった。ドイツの大学の学生でも、聴講生において少なからず不自由な目をみなければならないがしかし、こんな狭苦しい学校は想像がつかない。特に解剖教室ときては、いかに学生を圧縮すべきかの典型

のようなものである。先の尖った丈の高い漏斗のような中に、聴講生は幾段にも積み重ねられている。彼らは卓のおいてある狭い床を直下に見下ろすのだ。卓には光が射し込まないので、教師はランプの光で実物教授をしなくてはならない。」（ゲーテ著『イタリア紀行』相良守峯訳）

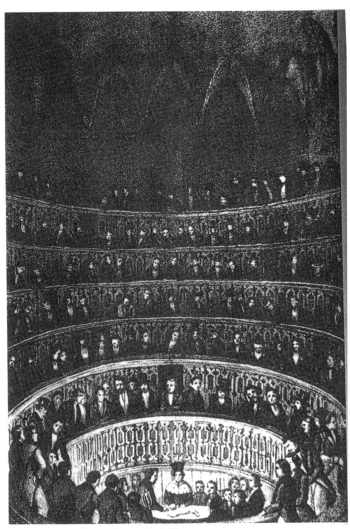

ゲーテの見た解剖風景（パドヴァ大学）

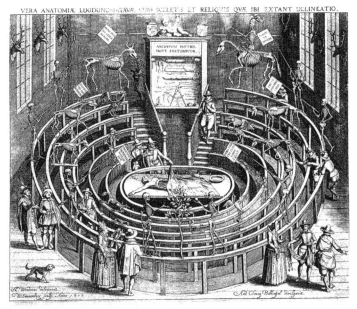

オランダ・ライデン大学解剖室（劇場）1610年頃の銅版画
劇場を一種の芸術と道徳の博物館として表現している。
公開解剖で使わないときは、解剖に使った人や動物の骸骨に人生のはかなさ
を心に刻みなさいと書いた旗を持たせて展示していた。

Leonardo da Vinci（1452－1519）

レオナルド・ダ・ヴィンチ

近世解剖学のスタート

　新しい知見のない200年間を経て、時代はリアリズムへと移行
していきます。そこに、医者ではない画家が専門職のレオナル
ド・ダ・ヴィンチという異才が登場し、解剖学の領域に際立った
成果をあげました。まさに新時代のスタートです。粗雑な人体の
描写でしかなかったそれまでの解剖図は、かつて見たこともない

仕方で描かれ、一人の芸術家の手によって大きく進展することになりました。

宇宙観

　そこには、自ら導き出した宇宙観が根底にありました。レオナルドにとって人間は規範であり、中心であります。大宇宙を反映する小宇宙が人間そのものである。大宇宙を理解する根元は、人間にあると、1490年頃から1515年頃の興味の中心は人間そのものに置かれました。

① 〈ウィトルウィウス的人間〉Uomo Vitruviano　1490年頃の素描があります。
　宇宙法則を表す円と正方形に内接して中心に人間がいる。

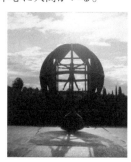

ウィトルウィウス的人体

② 〈人間と大地の類似関係〉1490年頃の覚え書き
　「昔から人間は小さな世界だと言われてきたが、この言葉はまさに正しい。なぜなら人間は、土と水と空気と火からできていて大地の身体と似ている。人間が肉を支え守る骨を持つように、世界は土を支える石を持ち、人間の血の潮が肺の呼吸に合わせて増減するように大地の海は世界の呼吸に従って6時間毎に潮

の干満を繰り返す。その血の潮から血管が走り分岐して体中を
巡り、海は大地の体を無数の河川で潤している」

　手稿ではこのように述べていますが、素描ではリンパ管らしき
ものも描いています。

解剖記録ノート

　近世解剖学は、このノートから始まると言われます。

　あらゆる年齢の男女の体を30体以上解剖したらしいのですが、
なぜ一芸術家に解剖が許されたのか裏事情を知らないだけに疑問
は残ります。2世紀に生きたあのガレノスGalenusはどんなにか
人間の解剖をしたかったであろうに。時代とは残酷なものです。
場所は、フィレンツェです。Duomoのすぐ横にあるサンタ・マ
リア・ヌオーヴァ病院で100歳の老人を解剖した時の観察記録
（1507～1508）がのこされています。「死の数時間前に老人は、自
分は100歳以上も生きて弱りはしたものの他に何の不調も感じて
いないと語った。落ち着いて病院のベットに座り、不慮の兆しも
示さずに静かにこの世を去りました。これほど安らかな死の原因
を知りたくて私は解剖を行った。老人の遺体は痩せこけて、観察
を妨げるような脂肪や体液が少ないのでかなり精確な素晴らしい
解剖図を描くことができた…」

　後に人体解剖は、ドイツ人助手の密告により魔術の告発を受け
て中断を余儀なくされました。

評

　2019年は、レオナルドの没後500年にあたります。没後265年も
過ぎた18世紀の終わりに著名なイギリスの解剖学者で秀才の誉れ

高いウイリアム・ハンター－William Hunter（天才Johnの兄）は、レオナルドの解剖図を見てその深い学識に驚いています。「彼の図や手稿が彼の生きているとき、あるいは死の直後に普及していたならば、世界の解剖学はもっと速やかに普及していたに違いない。このようにならなかったことは残念であるが、中世から近世にかけて（モンディーノ以降）、大学というアカデミックな世界のなかでは全く進歩しなかった解剖学が、解剖学についてはdilettante（ディレッタント）素人ともいうべき職人（画家）によって驚異的な進歩を遂げたという事実は、特筆すべきことである。しかもその「職人レオナルド」は、academism（アカデミズム）を否定したのではなく、大学という権威の中にこそ入らなかったが、自身で古代や中世の書を学び、それをもとにして、それを乗り越え、自分の手で解剖し、自分の目で観察し、無数の新しい知見を得たのであった」

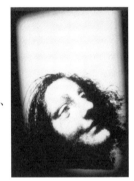

レオナルドの顔

超努力家

　かなり以前のことですが、ドレナージュがそんなにすごいと言うならなぜ、もっと普及しないのかと問われて答えに窮したことがあります。専門家においてさえリンパのことは学校で教えられていないから分からないという正直と思える言葉も聞こえました。このような傾向は日本に限ったことではなく世界的には当たり前のことです。遺伝子レベルの研究が進むなかで、なかなか信じがたいことではありましたが随分後になって納得できるようになり

ました。きっかけは、レオナルドでした。教育形態には二種類あります。他人が完結したものを教えてもらう受動型と、自分で道を切り開きながら学び取っていく能動型とです。もちろん、レオナルドは後者です。固定観念に縛られることなく、一つ一つ石橋を叩くようにして確かな道を切り開いてきました。その独学の道がどんなに険しいものであったか、想像にかたくありません。自ら体感した実体験の重みが数々の偉業となって結実したに違いありません。小宇宙から大宇宙へと。

　レオナルドという人はどんな人だったのだろうと思います。こんなにスゴイことをする人は、けっして傲慢ではないはずです。謙虚でなければ、知らないことを知りたいという願望が生まれません。あれも知りたい、これも学びたい、自然に湧き上がってくる探究心や好奇心が必要です。学校で学べることの何倍ものことを独学した努力家です。険しい道のりに垣間見る真理に背中を押されて、そしてその先の探究に向かったであろう姿に教訓を覚えます。「最大の好奇心を持って、最高の努力をした人」とレオナルド伝を書いたヴェサーリは言います。血の滲む努力に努力を重ねた「超・努力家」がレオナルド・ダ・ヴィンチ、その人です。

鏡文字

　ヒッポ先生は、人間（小宇宙）の原点に気付きました。レオナルドは、大宇宙の原点に気付きました。そして、二人は常に私たちに問いかけ考えさせようとしています。自然界の真理の探究は深遠です。そこでレオナルドは、鏡文字で記述するという策を講じました。左利きから生まれたアイディアでしょうか。そこには、一つ一つ丁寧に読んでくださいよとの願いが込められています。

読みやすい文章であると内容が深くても浅はかなものになりがちです。じっくりと納得がいくまでゆっくり読んでくださいね。深く考えなさいよ。ユーモアのセンスに富んだ無言のメッセージと私は受けました。

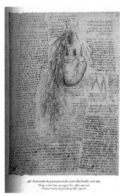

この数珠のように描かれているのがリンパ管

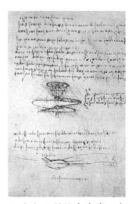

レオナルドは大宇宙、大気の流れはら線と考えていた。小宇宙である人間の体液の流れ、リンパ液の流れもら線ではと示唆している

Andreas Vesarius（1514－1564）

アンドレアス・ヴェサリウス

近世解剖学の始祖

　近世解剖学のスターター役だったレオナルド・ダ・ヴィンチが亡くなる5年前の1514年12月31日、ベルギーのブリュッセルで薬剤師の息子として誕生しました。祖父は医者でした。

　ベルギーのルーヴァン大学、そしてパリ大学医学部を経て、名門中の名門イタリアのパドヴァ大学に憧れて入学します。既にパ

リ大学学生である頃から彼の師は、その才能を高く評価していました。「アンドレアス・ヴェサリウスは、信頼できる若者で、驚くべき多くの医学知識を持ち古典語に優れ解剖の技量は際立っている」と述べています。その「スーパー頭脳」ぶりは、パドヴァ大学でも直ちに発揮され群を抜いた才能をあらわします。わずか2日間の試験で医学博士の資格を取得してしまいます。そして外科の教授になり外科学と解剖学を講じるようになります。従来の慣例をやめ、自らの手で解剖し、自身で事物を観察し、示説するというやり方をとりました。

　ヴェサリウスは、ガレノスを全否定するのではなく準拠しつつ自分の手で解剖し、自らの目で観察をし何回も何回も繰り返すうちに、ガレノスが動物の解剖結果を人体に当てはめていたことに気付いていきます。「ヒトの構造は、ヒトの解剖によってのみ学び得ることが出来る」と、間違いをつぶさに観察し、丹念に訂正していく過程で約200といわれる新知見を見出しました。それでもなおガレノスの誤り全てに気付いたわけではありません。しかし、満を持して勇気を奮って発言しました。「ガレノスは、間違っていた！」と言及したのです。ガレノスの誤りを初めて指摘しました。ここに至るまで実に1300年も要しました。ようやくガレノスの「権威」から脱する時が訪れました。呪縛からの解放へと歩みは進みます。16世紀のパドヴァ大学は、世界の解剖学を牽引するほどの情熱に満ち溢れているのですが。それでもいまだに信じようとしない医者はいました。古今東西いつも同じです。世間の人体解剖に対する冷ややかな目も相も変わらずありました。嫉妬や誹謗中傷、非難は執拗に続いていました。しかし、彼の探究心はめげません。パドヴァ大学での5年の間には、墓地で遺体や骨

を探したりもして遺体の獲得にはかなりの労苦を費やし研究に励んだ結果として、後世に遺る大著、『ファブリカ』の出版に漕ぎつけました。

Fabrica

　レオナルド・ダ・ヴィンチの影響を受け、プロの画家に依頼したヴェサリウスの解剖図『ファブリカ』は、三次元の質感と輪郭で描かれています。全身を描いたこれまでの図譜とは断然違っていました。骨格全体の構成を描写する場合においても、あらゆる角度から全体を描いたばかりでなく脚や腕というふうに部分に分けた図も描いています。イタリアの田園風景を背景に生きているような姿勢で人体を表した解剖図は後にも先にもこのファブリカだけではないでしょうか。ヴェサリウスにより解剖学は新たなステップへと飛躍します。それ故に「近世解剖学の始祖」といわれます。

パドヴァ時代の出版活動

－1538『Tabulae anatomicae sex』 6枚の解剖図
　　　　観察した結果をまとめ、門脈、静脈、動脈、神経の4つの系の図を作成。
　　　　剽窃されるのを恐れ骨格系の図を加えヴェネツィアから出版。

－1543『De humani corporis fabrica libri septem』
　　　　人体の構造に関する7章
　　　　第1章「骨学と関節学」、第2章「筋学」、第3章「血管学」、第4章「神経学」、第5章「腹部内臓学」、第6章

「胸部内臓学」、第7章「脳」

大変大きく縦42×横28、バーゼルで出版。通称、『ファブリカ』

－1555　前著の改訂版を再びバーゼルで出版

名医としての誉れも高かったヴェサリウスは、外科医としての経験を積み重ねている間に、前著（1543年版）の間違いに気付き訂正と内容の組み換えを行った。

後継者

ヴェサリウス以降もパドヴァ大学の勢いは止まりません。さらに優秀な学者をどんどん輩出します。

1　ヴェサリウスの後任

Realdo Colommbo（レアルド　コロンボ、1510－1558）

自著「解剖学」の中で肺循環を記載。後のW.Harveyの血液循環の原理発見に大きな示唆を与えた。

2　ヴェサリウスの高弟

Gabriele Falloppio（ガブリエレ　ファロッピオ、1523－1562）

さらにヴェサリウスの誤りを数多く訂正し、たくさんの新知見を見出した。

3　ヴェサリウスの孫弟子、ファロッピオの弟子

Girolamo Fabrizio d' Acquapendente（ジロラモ　ファブリチオ、1537－1619）

静脈弁についての最初の発表者ではないものの、ファブリチオの観察と記載は他より系統的で詳しい。静脈弁の意義について「体のいろいろな部位に向かう血流のスピードを遅くし浮腫や血液の貯留を防ぐための構造物である」と表明した。

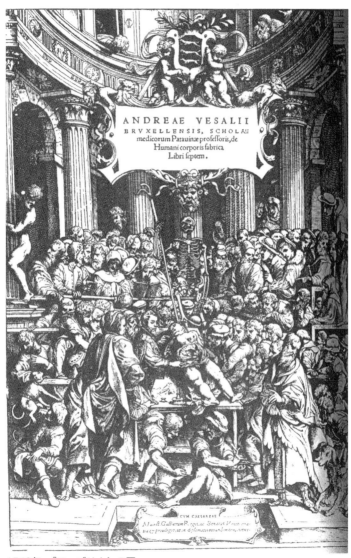

1543年 『ファブリカ』の扉

　　あのパドヴァ大学の解剖講義室は自費でつくり、自然科学者
　　ガリレオ・ガリレイはファブリチオの患者だった。

　以後、ヴェサリウスによってパドヴァに起こった解剖学の伝統
はヨーロッパ全体に広がっていきます。

ヴェサリウスの公開講義

　左の絵は『ファブリカ』の扉に描かれているものです。
　まさに解剖革命となりました。ブリュッセルの医学校でヴェサ
リウス自身が解剖しています。遺体は入手できた数少ない女性の
死体を使っています。これまで携わっていた解剖者や示説者は解
剖台の下に追いやられています。指導用の骨格が吊り下げられ、
研究用にイヌやサルも準備されています。解剖をスケッチする画
家がおり、聖職者もいる。ヴェサリウスの後任者となるコロンボ、
出版社のオポリヌもいるそうです。

A　ヴェサリウス以前の
解剖風景

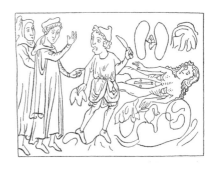

　最古のものとされてい
る。

　執刀者は、医師と僧侶
から指示を受けている。

　女性の遺体が開腹され
ている。

　腎臓・心臓・肺・胃などが周辺に散らしてある。

　執刀者は左手にナイフ、右手に肝臓をつかんでいる。

B　ヴェサリウス以前の解剖示説
図（1491年）

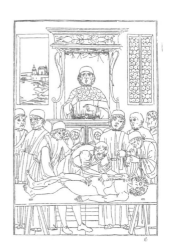

　理髪外科医が解剖し、実習助手
が身体の各部分を説明する。

　教授はラテン語で書かれたガレ
ノスの教科書を読み上げ、高座か
ら下りることはない。

C　モンディーノの解剖風景（1495年）

解剖は戸外で外科医によって行われ、医師は、高椅子に座っている。

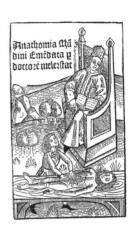

William Harvey（1587—1657）
証明

　ハーヴェイ博士がヒポクラテスの提起した問いに、史上はじめて「答え」を出しました。ハーヴェイ博士は、体液の一つである血液循環の原理を発見しました。ヒポクラテスの設問から既に2000年近く経過しています。古代以来伝えられてきた心臓血管系に関する知識の誤りを正しただけでなく、血液は血管系を循環するという知識を新しく提示し証明しました。今では血液検査は当たり前のようになされていますが、「循環する」という知識が殆どない当時、病気の診断と処置は大きく改善され飛躍的進歩をもたらしました。

　この証明にあたっては、60種以上、何千頭もの動物による解剖実験をしました。その脈打つ心臓を使って観察と実験を繰り返して血液循環が普遍的な現象であることを示そうとしました。労多くしてなかなか功績を上げにくい研究に辛抱し続けていたそのとき、あるアイデア（着想）が閃きました。「静脈弁の働きが鍵

だ！」と気付いたのです。

　体の多くの部分の静脈に存在する「弁」が、血液を心臓の方向に戻し、それが反対の方向に流れるのを妨げる、ということに気付いたのです！　静脈弁の存在と働きが、血液循環着想の源泉になりました。パドヴァ大学での解剖学の師ファブリチオは、静脈弁についての研究はしていましたが、その機能について触れるに至っていませんでした。ウイリアムは、静脈弁の機能として「心臓に向かう一方向の流れだけを通過させる装置である」という簡単明瞭な結論に達しました。静脈は、末端から心臓を目指すだけの一方通行です。動脈は、心室の入口と出口にある弁の作用により血液の流れを心臓から遠ざかる方向に流します。それ故に、血液は動脈を通って送られ、静脈を通って戻るということが分かったのです。静脈には「弁」があるため逆流を妨げることができます。上から下へはもちろんのこと、下から上へも可能な一方通行だからです。

「体内において、血液は心臓によって動かされている。血液は心臓から末端へ、末端から心臓へと循環している」ことを証明しま

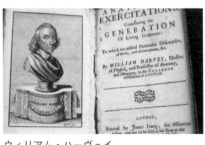

ウィリアム・ハーヴェイ

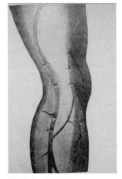

静脈弁が描かれている

した。しかし、これで完結ではありません。まだ、「リンパ」が
残っています。

略歴

1593年　15歳で、ケンブリッジ大学のコンヴィル・アンド・
キーズ　カレッジに入学しました。学長のキーズは、ケンブリッ
ジとイタリアのパドヴァ大学に学んだ、医師・解剖学者でした。
ウィリアムは、カンタベリーのグラマースクールでギリシア語と
ラテン語の教育を習得しました。

1599年　パドヴァ大学に移り、解剖学教授ファブリチオの門下
生になる。

1602年　4月25日　パドヴァ大学より医学博士の学位を授与さ
れる。

発表

1628年に『諸動物における心臓と血液の働きに関する解剖学的
研究』を発表しました。

"Exercitatio anatomica de motu cordis et sanguinis in
animalibus"フランクフルト

満を持しての発表でしたが、博士の不安はつきません。
「血液循環の主張がたいへん新しい前代未聞のことなので、私は、
ある種の人たちの嫉妬による悪意を受けるだけでなくすべての人
たちを敵に回すことを恐れている。私は、解剖学を学び教えるの
に、著作ではなく実施の解剖に基づき、哲学者の教えではなく自
然の成り立ちそのものに基づいていることを誓う。私が追究する
のは、『真理』だけである。私は、このために努力と勤勉を捧げ

てきた」

　自説が受容されない危険をたいへん恐れていました。批判する学者たちは、「血液循環の発見は、単に博物学の趣味に過ぎず臨床に対しては何らの貢献にならない」と、声を張り上げました。既成の組織・社会は、いつの時代も閉鎖的です。自分たちの利権保護のため他を受け入れません。受け入れないだけでなく他から学ぶこともしないのが常です。

　恐れを知る人は、真に傲慢であり得ません。これでいいのか否か、常に熟慮しています。冷徹な決断とは恐れを知る人のみ、下せるのかもしれません。かつて、カエサル公がルビコン川を渡るとき、「進もう、賽は投げられた！」と言ったのと同じように、ハーヴェイ博士も発しました。

「賽は投げられた！」と。

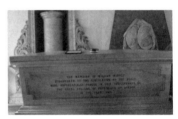

ウィリアム・ハーヴェイ博士が眠る
教会

言葉

　"…very many maintain that all we know is still infinitely less than still remains unknown."

W.H.

7　リンパの幕開け

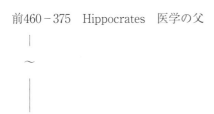

前460−375　Hippocrates　医学の父

1587−1657　Willam Harvey　血液循環の原理を発見

1581−1625　Gaspar Aselli　乳糜管を発見

1622−1674　Jean Pecquet　胸管そのものをはじめて見つけ、乳糜管は"Citern de Pecquet"と名付けられる

1616−1680　Thomas Bartholin「リンパ系」について初めて著した

1630−1702　Olaus Rudbeck　T.Bartholinに先を越されたがリンパ系を著した

1728−1793　John Hunter　近代外科学の父（外科医学の開祖）

　ハーヴェイ博士の大発見後、ようやくリンパ系に関する発見が堰を切ったかのように次々に発表されます。待ちに待ったリンパの幕開けです。

　一番目は、Gaspare Aselli（ギャスパー・アゼッリ）

　二番は、Jean Pecquet（ジャン・ペケ）

　でした。

　そして、やっとデンマーク人Thomas Bartholin（トマス・バ

ルトリン）がリンパ系全体についての著書を発表しました。

リンパの幕開け

　血液循環に次いで、ようやくリンパの幕が切って落とされました。

　リンパ管は、静脈に沿うように体内を走っています。リンパ管は、血管に比べて細く繊細です。色は透明もしくは乳白色です。肉眼での観察は大変難しく、ましてや生体ではなく死体となるとより捉えにくい管です。

Gasparo Aselli（ギャスパー・アゼッリ）

　Pavia（パヴィア）大学解剖学教授のギャスパー・アゼッリは「乳糜管」を見つけました。リンパ系全体からするとまだほんの一部にすぎなくもありませんが、たいへん重要な部位です。小腸の粘膜には特殊なリンパ管が分布しています。ここで吸収された脂肪成分がリンパ管に流れて混合すると白濁して乳白色に見えます。この乳白色の液が溜まっている所が乳糜管（乳糜槽）です。リンパ液は透明な場合がほとんどですから目にしにくい液です。偶然にもアゼッリが目にしたときには乳白色であったため乳糜管を見つけるきっかけになりました。たいへん重要な発見です。今

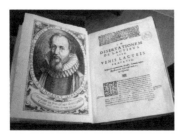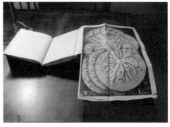

日、どれほどの人がこの重要性を認識しているのか疑問はつきません。残念なことに45歳で早逝しました。没後の1627年、友人により研究の成果が出版され公に知られることとなりました。

Jean Pécquet（ジャン・ペケ）

　イタリアパヴィア大学のアゼッリ教授に続き、Montpellier（モンペリエ）の外科医ジャン・ペケは、リンパの研究をさらに進展させました。体の中の最大のリンパ管は胸管です。ジャンは、胸管がリンパ管とつながって上行していることを初めて発見し、パリで発表しました。このとき、乳糜管に自身の名前が冠に付けられ"Citerne de Pecquet"・「ペケの井戸（槽）」と命名されました。その功績を当時は、たいへん評価したに違いない証拠に、モンペリエ大学の一段格上の特別コーナーにペケ博士の胸像が置かれていることが挙げられます。しかし時の経過とともに忘れ去られ、誰も無関心なのにはリンパの置かれる立ち位置、現状を痛感しています。こうあってはいけません。この研究は、地味なうえ根気なくしてはできません。血液の赤い血のように明瞭ではないため

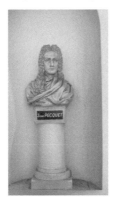
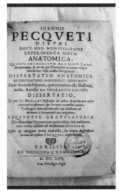

目につきにくいですが、私たちの体において、なくてはならない器官です。はやりの研究、先が見える研究の方に走る一方で、難問に挑戦できる研究に挑む人が少ないのはまことに寂しい限りです。ペケ博士のことを決してなおざりにしてはなりません。ヴォデール博士は、重要性をしっかり私の心に残してくれました。

リンパ系

　ペケ博士と同時代の北欧二人組が、パドヴァ留学から帰国すると、リンパ系の全体像を著しました。

　Thomas Bartholin（トマス・バルトリン）とOlaus Rudbeck（オラウス・リュドゥベック）です。

Thomas Bartholin

　発表が少し早かったのがヴォデール博士と同じコペンハーゲン出身のトマス・バルトリンです。デンマークで長いこと解剖学講座を独占したバルトリン一族の一人です。リンパ系の解剖を行い、その管に「リンパ管」と名付けました。

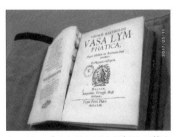

トマス・バルトリンにより初めて著されたリンパに関する書籍『リンパ管』

Olaus Rudbeck

　この世界は、少しでも先に発表した人の勝ちです。残念ながら

スウェーデン・ウプサラのオラウス・リュドゥベックは、ほんの
少し遅れました。しかし、リンパ系の機能の発見という点におい
てはバルトリンとは異なる評価を得ています。

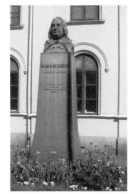

オラウス・リュドゥベック

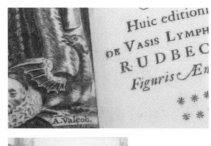

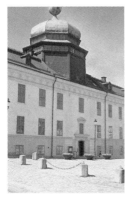

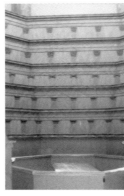

ウプサラにはこの
ドームの下に解剖
教室がのこってい
る

John Hunter（ジョン・ハンター、1728—1793）
一部分ではあるが、リンパ系表示に成功へ

　ジョンには、10歳年上の兄ウィリアムがいます。秀才と天才の
兄弟です。2人は、約100年前のハーヴェイ博士の血液循環説を

連携してさらに発展させました。

　ウィリアムは、秀才でエリート街道を行く野心家でした。産科医であり解剖外科医でした。ロンドンで解剖教室を開設し成功を収めます。そこに突如、ジョンが助手をさせてほしいと言って入ってきます。このことが、後に「科学的外科の創始者」といわれたジョンの人生のスタートとなります。

　ジョンは、学校よりラナークシャの野山を駆け回り雄大な自然のなかに棲息する動物や植物や虫をながめて感じた疑問を観察するのが大好きな少年でした。20歳になってもまだ人生の目標が定まっていませんでした。当初こそ兄は戸惑いました。この弟には不安要素があり過ぎたからです。家族の中でも最も不可解な行動を取る子でした。そして頑固で粗野で無学だとばかり思っていた末っ子でした。ところが、あるとき、指先の器用さと鋭い観察眼を持っていることに驚嘆を覚える出来事がありました。兄には先見の明がありました。弟の並外れた能力、そこに解剖学者としての素質を兄は見抜いていました。

　この兄ウィリアムには、野心がありました。

　ウィリアムは、原点を大切に考える性分でした。古代ギリシア以来のテキストのなかに先達たちの業績で何か新しいことはないか探索するのが常でした。当時のイギリスでは、ハーヴェイ博士の大発見後、もうこれ以上の重大な発見は残っていない！という空気さえも漂っていました。ハーヴェイ博士以降の解剖学者の大半は、顕微鏡の出現もあったせいか体の細部にエネルギーの矛先をより注ぐ傾向になっていました。秀才ウィリアムは、全く視点、世界観が違っていました。人体の全システムを説明できるようなスケールの大きい発見を目指していました。なかでもリンパ管に

ついて「血液とは異なるリンパ管の機能は？　何のためにあるのか？」という疑問に対して我先にと闘志を燃やす競合者の多いなかで、自分が一番最初に解き明かしたいとの野心に燃えていました。既に1746年には、自らの講義のなかで推測した結果を発表していました。

「リンパ管は、血管とは別の体全体に行き渡っている完成されたシステムである。全身の体液を吸収する役目をしている」

と述べています。人体の各所にはさまざまな管があります。血管と非常によく似ているのに、赤い色ではなく透明ないし乳白色の液体が入っている管があります。この管は、細く繊細であるが故に追跡するにはたいへん困難を極めます。全体像を誰も掴めていませんでした。ただ単に血管の延長ぐらいに考える人も多く、何のための管なのかも分かっていませんでした。ウィリアムも自分の「手」で独自に掴むまでには至っていませんでした。

しかしウィリアムは、諦めなかったのです。この管には、血管とは別の機能があるに違いないとの確信は強固でした。

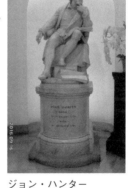

ジョン・ハンター

しかし、そう推測したものの自ら確実な証拠を提示できていません。あともう少し！　もう一歩で謎の解明に近づけます。それなのに、自分の手に

ジョンが初めて浮かびあがらすことに成功したリンパ管。水銀を注入することを考えたのはジョンで数珠のように連なるプチプチとしたリンパ管がはっきり浮き出ている

105

負えないことを秀才の兄は冷静にわきまえています。

弟のJohnが、遂に謎を解明する

　秀才の兄は、ジョンにすべてを託すことにしました。ジョンの解剖技術の正確さは誰よりも勝っていました。天性の能力です。どんなに理論が立派であってもリンパ系を説明しうる証拠がなければ無意味です。そしてジョンは、やり遂げたのです。兄ウィリアムの期待に応えました。あれほど捉えにくいとされていたリンパ管を表示するのに成功しました。前段階として一部のリンパ節やそこから伸びるリンパ管への水銀注入に成功しました！　さらに、「大腿から胸管までのリンパ管」をハッキリきれいに水銀で埋めて強調表示することに成功しました。それを、友人のオランダ人画家Jan van Rymsdyk（ヤン・ファン・リムスダイク）に忠実にスケッチさせました。たいへん貴重な図版です。ところがな、なんとしたこと。秀才であっても、品性までがいいとは限りません。兄のウィリアムは、自分の功績として横取りしてしまうのです。それでもジョンは、前へ、わが道を進みます。1758年の冬には、リンパ系のかつての理論を実験で科学的に証明してみせました。それは、約1世紀前にフランス人（ジャン・ペケ）が提示した「リンパ管のみが脂肪と体液を吸収している」説の立証です。体液の解明はここまでたどり着きましたが、ジョンの関心は他に移ってしまいます。もしかして、研究者たちの世界に嫌気がさしたのでしょうか、眼差しはより広い世界へと向けられました。突如、ポーツマスを出港します。外科医としての腕をもっと磨こうと軍医になり戦地に赴くためです。戦場ほど外科医にとって格好の学びの場はありません。ここでヒポクラテスの教えを再認識す

ることになりました。「自然治癒力」の本来の力に気付かされた
のです。積極的に外科治療を受けた場合と保存療法（何もしな
い）との場合とでは治癒速度に変わりがなかったことから、本来
人間が備え持つ自然治癒力（the healing powers of nature）を信
じるようになりました。

　そんなジョンの人生課題は、「生きとし生けるものすべて、生
物全体を対象に健全な時と病気の時の生命現象」の研究です。そ
の実行には、精力的で勤勉で科学的に献身的でなければ務まりま
せん。推論・観察・実験を繰り返して得られた知見は黙らせるの
に十分でしたが、周りでは誹謗中傷は止むことなく虎視眈々と構
える抵抗勢力のジェントルマンでいっぱいでした。

『ドリトル先生』や『ジキル博士とハイド氏』のモデルにもなっ
た生涯は解剖学ばかりでなく博物学に関する膨大なコレクション
を遺しました。

見習い徒弟William Clift（ウィリアム・クリフト）の述懐

　貧しく無学で無教養な田舎者と言われたクリフトには、artist
の才能と「賢さ」がありました。正式な教育を殆ど受けていなく
ても理解力と文章力を備えていました。正直ですが頑固者で知ら
れるコーンウォール出の控え目な少年は、解剖の助手、絵画、書
記を務めます。夜明けから深夜までジョン・ハンター先生の傍に
仕え、解剖や標本作り、描画の技能を着々と伸ばしました。師匠
の知識を貪るように吸収していました。…そんな矢先、師は心臓
発作で突然亡くなってしまいます。お世話になってからまだ1年
半余りしか経っていない19歳の時でした。茫然自失、言葉を忘れ
てしまったクリフトですが、後にこう述べています。

「私は、あの方にお会いしたときからなぜだか理由は分からないものの、この人を正しく評価できる人間はこの世の中にはいないのではないかという気がしていました。ハンター先生は時代よりもずっと先を行っていて、そのことが理解される前に亡くなってしまったのです」

　師の教えを受け継いだすべての人の中で、一番ジョン・ハンター先生を理解していたのはこのウイリアム・クリフトかもしれません。没後、厖大な比類なき遺産（コレクション）は、空襲にあったり、その真価を知る者からは盗まれたり故意に燃やされたりして散逸の憂き目をみます。そのような中、クリフトは辛抱強く来る日も来る日も先生の金銭に換えられない貴重なコレクションを詳細にかつ丁寧に管理し続けました。しかし個人の力には限界があります。やがて、クリフトが、王立外科医師会の学芸員に任命されました。ハンター先生の手元に残ったものだけでも、それでも膨大な量の遺産はクリフトの手でしっかりと守られることになりました。そして、クリフトのさらなる献身的な努力によりジョンの博物館であるHunterian Museumの管理体制は整い今日に受け継がれています。失われてしまったものも少なくありませんが、非常に興味深く貴重な資料が大量に展示されています。私がイギリスに行くと必ず訪れるところです。

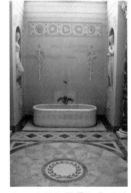

ゆっくりお風呂に入る時間もなかったであろうナポレオンのバスルーム

8　人体のリンパ系図譜、はじめて完成！

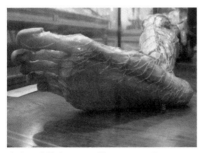

全身の血管とリンパ管のムラージュ
プツプツと数珠のように見えるのがリン
パ管

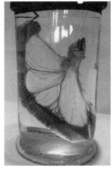

水銀注入で浮かびあがらせたリンパ管

1813—1878 Claude Bernard

　近代生理学の祖、 実験医学、
「内部環境の恒常性」

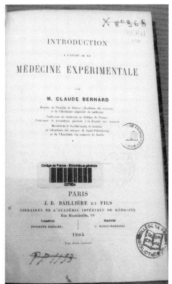

Claude Bernard（クロード・ベルナール、1813—1878）

はじめに

　クロード・ベルナール博士が、実験医学の祖そして近代生理学の祖として医学界に歴史的一大革新を巻き起こしたことは周知の事実です。何より注目したいことは、成した偉業は目覚ましいにもかかわらず、最終的に自身は紀元前の人ヒポクラテスに回帰していることです。「内部環境の恒常性」を発表することで、ヒッポ先生が提起した「問い」に答えています。この論文こそが、答えに値する十分な要素を包含しています。一番目は、血液循環の原理を発見したウィリアム・ハーベイ博士。二番目が、このベルナール博士です。その上、ベルナール博士は、動物ではなく、人間のリンパ系図譜をはじめて完成させました。しかもカラーによって図示しました。

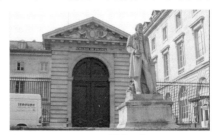

クロード・ベルナール博士の像

オリンポス神に

　ベルナール博士の偉業は、マジャンディ博士との出会いによって朋芽しました。

　劇作家を目指して、青年クロードは、ワインで有名なボージョレ地方の小さな村St.-Julien（サン・ジュリアン）を後にパリに出ます。それまではリヨンの薬局で働いていましたが、新たに書き上げた悲劇の草稿を携えてパリ大学の先生に会いに行ったところ、「医学を学びなさい。文学の仕事は暇な時間にするように」と言

われました。この忠告を機にクロード青年は医学の道に転向します。そして、Hotel-Dieu（オテル－ディュ）病院での、Francois Magendie博士（フランソワ・マジャンディ）（1783—1855）との出会いがクロード青年の人生を決定付けることになります。師のマジャンディは、「脊髄前根と後根がそれぞれ運動性と知覚性に区別される」という不滅の発見をした極めて独創的な精神の持ち主でした。博士は、まだ未知の生理学というものへの熱き思い入れがあり、そしてそれをいかに研究すべきかを愛弟子のクロードに語り聞かせます。若きクロードは次第に師の情熱に傾倒していくのですが、思わぬ邪魔が入ります。先人たちが被ったのと勝るとも劣らない世間の凄まじい誹謗中傷に晒されることになったのです。医学の研究は解剖なくして成り立ちません。生理学の重要性なども分かっていない人々の無知と悪意に満ちた風とも闘わなくてはいけない毎日でした。実験室すら持っていませんでした。そのような劣悪で過酷ともいえる環境のなかであっても、クロードはついに科学的生理学を創始しその法則を定めるという偉業を成し遂げました。そのおかげか、ギリシア神話の神様にまで譬えられました。ギリシアの黄金時代を築いたペリクレスに次いで二人目です。「彼はオリンポスの神々さながら超然と振る舞い、厳格でかつ説得力ある思想家」と称賛されたのです。その名声は国境を越えてロシアにまでとどろき、ドストエフスキー（1821－1881）の『カラマーゾフの兄弟』の作中に。そして、極東の日本にまで伝わり、大佛次郎（1897－1973）の『パリ燃ゆ』のなかにも引用されるほどの「時の人」になっていました。そうして医学に実験（実験医学）を導入し不滅の業績を一つとは言わず、次々に発表しました。

—延髄の穿刺によって糖尿病が起こることを発見

　—肝臓でグリコーゲンが生成することを発見

　—脳神経、交感神経の作用の研究

　—毒物クラーレの生理作用の研究

などがあります。これら以外にも、「内分泌」という言葉も作りました。

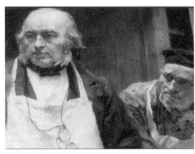

ベルナール博士の顔（左）

回帰・新たなはじまり

　クロード・ベルナール以前の約200年間というものは、ヒポクラテス医学が主流でした。不十分なところが多くても自然治癒思想、いわゆる観察医学は深く浸透していましたからクロードの登場は、まさに革新以外の何物でもありません。それにより（近代）医学は、ヒポクラテス医学を完全に乗り越えた！とでも思い込んでしまったのでしょうか。医師・医学者たちはヒポクラテスに終止符を打つかの如く自分の目ではっきりと確認できる実験医学に舵を大きく切っていきます。ヒッポ先生が医学の根幹とした哲学の核心までも捨ててしまいます。見える世界だけを見るのではない、見えない世界を見る。そして感じ取る。そのことを蔑ろにするかのように振る舞いました。その悪弊は今なお、変わることはありません。全てがその路線上にあります。

　当のベルナール博士は、ヒッポ先生に見切りをつけるのではな

く逆に動きます。ヒポクラテス医学に戻るという行動に出ました。そこに深く潜んでいる「真理」に気が付いたのでしょうか。長い長い旅路の末にようやくたどり着いた到達点です。ここは、これで完結、終わりの地点ではなく始まりの地点にすぎません。博士の心は、体全体を見る姿勢に、新たな道を定めました。

　ヒッポ先生は、「自然治癒力」を説きました。
「体を常に安定した状態に保つ力。正常な状態が乱されたとき、直ちに元の状態に戻す力がそもそも備わっている」
　という言葉に凝縮されています。
　クロード博士は、自らの実験医学に基づく研究をさらに発展させこのような説を導き出しました。
「体の中の安定を保つ上で極めて大切なのが内部環境、すなわち細胞を満たしている『体液』である」

内部環境の恒常性（Fixité du Milieu Intérieur）

　ベルナール博士は、『体液』ということに随分と早い時期から気付いていました。1859年から60年にかけての講義のなかで度々触れています。初めは、血液の血漿が唯一の内部環境か？と考えていました。しかし、次第に内部環境を形成するものとして血漿とリンパ液に発展し、その後の生命現象に関する論文では「生体を循環する体液の全体性について」として述べています。
「細胞を浸している体液が細胞に望ましい環境をつくりだす。液に浸っている細胞＝からだは、つながっていて全体で一つ」と理解した上で、
「内部環境の恒常性」を発表しました。

この理論の重みにどれほどの人が気付いたでしょうか。この『内部環境の恒常性』（Fixité du Milieu Intérieur）の概念について、1865年発表した著書『実験医学序説』（Introduction à l'etude de la médecine expérimentale）で語っています。

「生命の機構はさまざまであるが、すべてただ一つの目的すなわち内部環境における生命の諸条件を恒常に保つという唯一の目的を持つ」

　その働きの中核を担っているのがリンパ系・リンパ液なのです。

　1976年にドレナージュに出会って以来、リ・ン・パという三文字に始まりリンパに関する資料を何でも探すことが私の日常になりました。資料が驚くほどに少ない、いいえ皆無に近い状態でした。そんなはずはないといつも自分を励ましていると、友人のジャンが「Satokoが探してるリンパに関する資料を見たから行ってみない？」と、軽く誘ってくれました。古書店の入り口前で、「絶対に欲しそうな顔をしてはいけないよ、自分が値段の交渉をするから」と言い含められて中に入りました。その本を見てビックリしました。リンパ系の図譜です。珍しいことにカラーでした。クロード博士の銅版画でした。状態は良く、博士はかなり広く深く理解しておられたことに驚きを禁じ得ませんでした。私の宝です。

天命

　博士は、「体液」に恒常性を見出しました。これからが本当の意味でのスタートになるはずでした。誰でも与えられた命に抗う

ことはできません。

　クロード・ベルナール博士は、1878年2月10日（月）夜9時30分、ラファエロヴィチ夫人らに看取られながらCollège de Franceの向かいにあるパリの自宅で生涯を閉じました。

　フランスは、国家をあげて博士の死を弔いました。St. Sulpice（サン・シュルピス）教会で葬儀は執り行われ、国葬第一号となりました。

言葉

　Tout se reduit a une question de sentiment

　Ceux qui doutent, doutent　Malgre eux

　Ceux qui croient, croient　Malgre eux

　Le raisonnement ne vient qu'ensuite

Claude Bernard

9 終わりであり、始まりである

2400年前、ヒポクラテスは、体の営みの原点を「体液」である
と考えました。

1800年代、ベルナール博士は、「体液である！」と確証を導き
出しました。

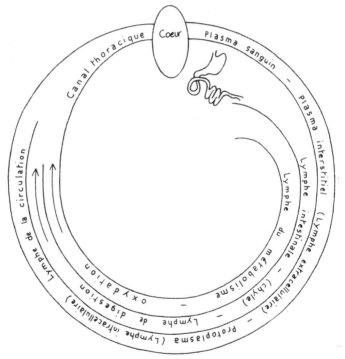

ヴォデール博士によるリンパ循環図

　1900年代、ヴォデール博士は、「体液」を促す術を編み出しました。

　これで完結ではありません。ドレナージュという術とともに、新たな探究の始まりです。

ヒポクラテスの言葉

"Toutes les parties des comportements de l'organisme representent - un cercle – chaque partie

　est ainsi un début et une fin"

「生体のあらゆる行動部分は、円を描いています。（そこでは）

　一つひとつの部分が始まりであり、

　また終わりであります」

自然治癒力とDrainage

　自然治癒力とは、誰にでも備わっているものです。掛け値なしで体を守ってくれますから、一番最強の味方です。ドレナージュでそのパワーを促してあげると、ちゃんと応えてくる実に可愛い存在です。クスリやメスは、当座の苦境から解放してくれますが無償ではありません。「あぁ、これですっかり治った。良くなった」と安心してはいられません。その代償をしっかり求められます。クスリにおいては、副作用という形で。メスにおいては、体液の流れの回路網の遮断や癒着という形で、負の遺産を体内に必ず残します。先々悔やんでも後の祭りです。体に残された代償はさらなる不調の誘因ともなります。その上、誰もが避けられない加齢、細胞の老化という宿命も加わります。

ドレナージュは、たいへん根気のいる地味な仕事です。体のさまざまな営みを見せてきます。体内の状況を反応という形で見せてきます。素直なものから、私の心臓が止まりそうになるほどの強烈な反応であったりマジックのようなものまで、想像の範囲をはるかに超える営みを見せつけてきます。そうして教えてくるのです。これ以上の学習はありません。真理の探究ほど興味深く面白い世界はありませんから夢中になります。全身全霊、誠心誠意行う命がけの勝負です。ヴォデール博士は、常々おっしゃいました。

「よ～く観察し、広く深く考え洞察すること。そこに潜んでいる正しい道筋を細心の注意を払いながら慎重に掴んでいくこと」

　心身は疲労困憊します。これでいいのか？　どうか？　何度も何度も自問自答を繰り返します。すると、おぼろげながらであったものが、徐々に真の姿、形を覗かせ、そして確認でき、掴み取れ、正しい道筋に導かれていきます。その道のりは、真剣勝負です。自然治癒力のパワーを見せつけられるたいへん緊張する場面です。底力とはこういうものだぞと言わんばかりの凄いパワーを見せてきます。この場を一つ乗り越えると、体は、次の、その上のステージに昇級できます。このようにして体は、蘇えっていきます。このプロセスを経ることなくして真の蘇えりはありません。断言しても過言ではありません。深い所からグォーッと渦を巻いて涌き出すかのように体液の流れが促されます。ドレナージュに反応します。一度は死に直面した体が、息を吹き返すかのように応えてくるのです。これこそが自然治癒力です。感動の瞬間です。心の中に思わず「ありがとう！」と叫びが起きます。自らのパ

ワーが発揮される道のりは、けっして生やさしいものではありません。被験者の持つ負の遺産の程度により大きな差があります。老化は致し方ないにしても、できるだけ負の遺産を抱え込まないことが大切です。被験者にとっても私にとっても、長く辛かった闘いの日々からふっと放たれ乗り越えた瞬間は、感動以外の何物でもありません。もしかして体液に心があるのかしら？と、思わせる体液のこの反応は不思議です。このことは、残念ながら体感しないとなかなか理解できないことですが。自ら備わる自然治癒力の前に、心からの感謝と「体よ、体液よ、あなたはなんて可愛いのでしょう」と、愛おしさがあふれます。

体液という言葉

　フランス語のHumeurには、「体液」と「気持ち」の二つの意味があります。

　　　Les Humeurs：sang（血液）
　　　　　　　　　　lymphe（リンパ液）
　　　　　　　　　　bile（胆汁）
　　　　　　　　　　atrabile（黒胆汁）
　古くは、これら4種の体液の配合の割合で健康や性格が定まるとされていました。

フランス語　　　：humeur ユムール
ラテン語（語源）：humor フモール
ギリシア語　　　：hugros ヒュグロス
英語　　　　　　：humour ユーモア

日本語：体液は、動物体内の脈管または組織間隙を満たす全ての
　　　　総体。
　　　　血液、リンパ液、脳脊髄液など。

　誰が、「humeur」という言葉に「体液」と「気持ち」の二つの
意味を持たせたのでしょうか。ドレナージュは、体液に働きかけ
る施術法です。クスリやメス、老化が敏感に反応してくるのが素
直に分かります。そこに同じように反応の仲間入りをしてくるの
が、被験者の「気持ち」です。
　これも誰の言葉か知りませんが、「病は気から」とよくいいます。
全くその通りであり、たいへん大事な指摘です。被験者の気持ち
が伴って何事も始まるとするなら、自分の体は自分で治すという
その思いがなければ本当の意味での病は治りません。本人の心が
ストレートに体液に反映されることに気付いた人の言葉なのかも
しれませんが、常に実感する言葉です。
　体液がうまく循環するように一生懸命ドレナージュをする過程
において、循環の邪魔をしているものがあることを体は教えてき
ます。いくら体液を流そうとしても他人任せではいけません。「自
分で治すぞ、必ず良くなるぞ」との想いが伴わなければ前進は阻
まれます。体液は固く心を閉ざしてしまいます。正直に手に伝
わってきます。ドレナージュの力もここまで。お手上げです。「体
液」には心が潜んでいるのか、なんとも不思議なことです。

ドレナージュの手
　ドレナージュは、手だけで行います。クスリも化粧品もオイル
も器具も用いてはいけません。だからといって、力任せに体力を

使って頑張ればよいというものでもありません。

　ヒッポ先生は、人の手による力は計り知れないとのお考えでした。ドレナージュは、手で触れて感触を確かめることを原点としています。繊細な技を尽くしてヒトの手による温もりと感性で肌の、体の質感を感じ取る。機械でどうにかできるものではありません。言葉で説明できるものでもありません。数字で表すこともできません。目に見えないところをしっかり悟るには真心がないとできません。ヴォデール博士の口癖です。

「avec l'âme 心を込めて！」

　ドレナージュの反応に対する解釈は、しばしば現代医学と乖離します。最先端の画像に反映されないですし、ある面において数値の解釈は真逆を示しています。たいへん悩ましい疑問です。不可解です。誰もこの点について回答してくれません。そして、どこにも答えはありません。

　道を誤らない手がかりは、手を通じて得られる、教えられる感触だけです。手の温もりだけが感じ取れるものです。曖昧なようでこれほど確かなものはありません。前例のない予測し得なかった成果に出会うからなのでしょうか、一度はドレナージュに飛びつきます。しかし、長続きしません。数値や画像による判断のほうが目に見えますし、分かりやすく、誰とも共通に理解し合えます。説得力がありますから。

　体には、重さや数値などでは表せないものがあるとはヴォデール博士の持論です。ドレナージュは、細胞を蘇らせる施術です。ましてや好ましくない細胞を退治するものではありません。まず、結果を追うのではありません。一歩一歩慎重に観察し、洞察しながら歩む道は、根気のいる地味な仕事です。全生涯をかけても名

声や名誉を得られるものではありません。それ以上に、人の命を懸けて真理を教えてくれるのですからこれほど尊いことはありません。そうは言っても折れそうになることの多い日々です。気が抜けません。常に自問自答の繰り返しです。

あるとき、検査結果の数値が許容範囲を超えた方がいました。周りは大慌て。1年後には、10倍に跳ね上がりました。周りは大騒ぎ。その1年後には、20倍近くに……! 被験者は、初回は腹水が溜まり今にも破裂しそうな体。巨大のう胞といわれるものが、いくつもありました。極小から巨大までののう胞で体はパンパン、ガチガチ状態でした。それが、少しずつ、全身にわたって減少していき、柔軟性も出てきました、頭痛をはじめとするさまざまなこじれた症状から徐々にジワジワと解放されていくプロセスでの検査結果です。

「解らない!」
解らないことだらけです。

ドレナージュは、オーケストラの指揮者

美容と健康は、表裏一体です。望むと望まざるとにかかわらず、両者は連動します。何しろ体液でつながっているのですから。美容目的であろうが医療目的であろうが、どちらにも影響が及びます。及ばないのがおかしいのです。そもそも体は、そのようなシステムになっているのですから。

近年、体は、10くらいのパーツ、皮膚や骨格、消化器、筋肉などに分類され、それらはそれぞれ固有の機能を有するとされてい

ます。医療の細分化は、今に始まったことではなく約3000年前の古代エジプトに端を発しています。『歴史』を初めて書き著したHerodotus（ヘロドトス）によると、「古代エジプトでは、医術が次のように専門別に分科している。それぞれの医者は、一種類のみの病気を取り扱い、いくつもの病気を扱うことはない。従って至る所医者だらけという有様で、目の医者、頭の医者、腹部の医者、患部不明の医者、等々がある」（岩波文庫、松平千秋訳）人間の思考パターンは繰り返すのかもしれません。

　ヒッポ先生は、2400年前に「体液」について言及しました。大事なことは、「体を構成する全細胞は、liquide（液）に浸っている」という事実です。体の内部では、体液が流れ、常に新鮮に保たれています。血液は循環し、リンパ液は末端から、脳脊髄液は頭部から頸部を経由して首の前部にある鎖骨窩に向かって一つの方向に流れます。体液は隈なく体内を流れます。体はつながっているのです。「体は、全体でひとつ」、オーケストラのようなものです。ドレナージュは、指揮者です。ドレナージュがタクトを振ると、体液全体に働きかけますから体中の全細胞が喚起し反応してきます。束ねる指揮者はメンバー一人一人の反応を微に入り細を穿ち、キャッチしながら一つの楽曲をつくっていきます。なかには反抗的な楽員もいます。どうしようもないコチコチ頭からちょっとスネた者までさまざまです。人の体に触れることは、いい音色を導き出す指揮者と通じ合うものがあります。手の付けられない頑固な子がジワジワと変容していく過程では真剣な葛藤はつきものです。素直ないい子に成長した子は実に可愛いものです。そこにたどり着いたときの喜びは何にも代えがたいものです。細胞は蘇えるのです。ジワジワとですが。一人の反抗分子がいい子

に変わると、また次が「僕もいい子になりたい」と正体を現して
きます。次から次へと連鎖反応のように悪ガキ君たちが姿を現し、
変化し、体は抵抗勢力のない穏やかで柔軟な環境に蘇ります。し
かし、細胞の浸る体液が頑なに心を閉じてしまう時は落胆の極み
です。ドレナージュの限界です。分からないことばかりです。

単純

　私をいつも勇気付けてくれる二人の言葉があります。そのテー
マは、「単純」です。

　一人は、ドイツの哲学者M. Heidegger（ハイデッガー、1889
－1976）です。
「単純なもの」こそ、変わらないもの　偉大なるものの謎を宿し
ている。
「単純なもの」は、何事かを語りかけてくれる　その声を聞き取
ることができる人だけに　その人は、「単純なもの」の偉大さ、
底知れぬ深さに気付くのだ。

　現代の人々にとって、誰ひとりとして野の道の語る言葉に耳を
貸そうとしません。
　彼らにとって、「単純なるもの」は、退屈なものにすぎず、
　彼らが追い求めるのは、次々に変化するものだけ……。
　こうして、「単純なもの」は、消え去り、その静かな力は失わ
れる。

　もう一人、カナダ出身の文明批評家、英文学者M. Mcluhan（マ

クルーハン、1911 – 1980）です。

「単純なるもの」を複雑化→訳がわからなくなる→もがき苦しむ
→既成概念にとらわれて　もう一度、原点にかえり、「これでい
いのか」、良識を養うことが大切。

　視野を広げ、次に原点に帰ってみると、自ずと、答えが見えて
くる。

　人間とは、こんなものか、その真の姿がおぼろげながらでも見
えてくるはずである。

　ヴォデール博士が編み出したDrainage Lymphatique Manuelは
極限まで単純化した施術法です。

　日本の「茶道」にたいへん共通するものがあります。単純化さ
れたお点前の背景には底知れぬ日本文化が秘められています。日
本人としてドレナージュに魅力を覚えたのはそんな感覚かもしれ
ません。

体液がスベテ!!

①身体の3分の2は体液

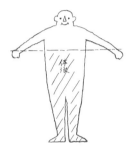

②細胞は体液に浸っている

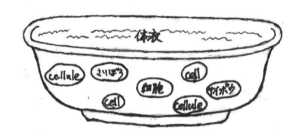

③末端における体液の交換

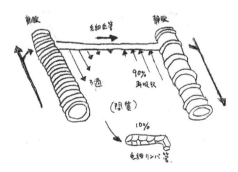

④ろ過・再吸収・吸収のバランス

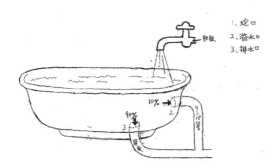

⑤リンパ液は末端から鎖骨の辺りへの一方通行

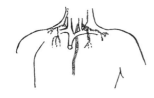

　末端から戻ってきたリンパ管（液）が鎖骨で静脈に合流する所を、ヴォデール博士は、全身のリンパ液が辿り着く場所をTerminus（最終地点）と名付けました。

⑥リンパ節

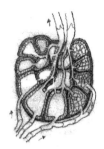

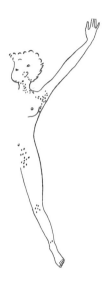

　リンパ節は全身に分布してい
ます。鎖骨窩にリンパ液がた
どり着くまでに必ず、リンパ
節を通過しています。

あとがき

　2400年前のヒッポ先生の提起した「問い」に対する答えを求めて旅にでました。途中、ヒッポ先生を尊敬してやまないGalenusの呪縛が1300年間もありました。

　1500年代には、Wiliam Harveyの「血液循環の原理、発見」がありました。これで、ほぼ完結、他に学ぶことはないと人びとに思い込ませるほどの大発見でありました。

　血液は、赤い色をして解りやすいです。それ故に説得力もあります。血液中心の考えは、医学の礎となりました。以来、その姿勢は21世紀の今日に至っても継続中です。血液主体の考えはいつまで続くのでしょうか。ガレノスの時代のような制約はありません。

　私たちは、自分の頭で自由に考え発言もできます。ガレノスの悪夢の再来になってはいけません。1800年代後半には、Claude Bernardがついに「体液」がスベテの原点であるとの説を発表しました。カラダを循環する体液の全体性、すなわち「内部環境の恒常性」を担っているのは、血液ではない。リンパ液であると、表明しました。それでも血液中心は変ることはありません。それどころか、進展にことよせて血液を、あ〜でもないこ〜でもないと弄ぶかのように複雑化した挙句の果て凝り固まって、何百年も経過してしまってはないでしょうか。

　原点を誤ってはいけません。ズレています。原点は、一つ。揺るぎない事実です。顧みていただきたい。

1936年には、デンマーク人Emil Vodderがリンパ液を促す手技Drainage Lymphatique Manuelを発表しました。Drainageは、細胞を蘇らせる手技です。美しい肌も、健康も、健全な心も、全てリンパ系に依存しています。実体験を伴った結論です。

　しかし、簡単なものではありません。至極、単純であるはずなのに。ヒトが生きている間に加齢は致し方無いにしても、主にクスリ、メスなどにより複雑に、複雑にこじれて、訳の分からない内部環境に変化。

　Drainageとは、主にこれらとの優しくも苛烈な戦いであります。大変な困難を乗り越えた先には、蘇り、素直になった細胞がそこにあります。実に可愛い存在です。

　体液は、一番身近で大切な存在です。そのことに気付いてください。実体験をしないと難しい側面もありますが、気付いて頂きたい。と言っても、まだまだ解からないことだらけなのが私たちのカラダではありますが。

最後に

　ヒッポ先生より10歳年上のSocrates（ソクラテス、469BC–399BC）が全否定され毒盃を呷り、自ら命を絶って以来2400年以上経ちます。以下は、「考えることの大切さ」を説いたソクラテスの言葉です。権力から糾弾されても脈々と受け継がれてきた言葉です。原文のまま感じ取っていただきたい。

EN OIΔA OTI OYΔEN OIΔA
エン　　オイダ　　ホティ　　ウーデン　　　オイダ

ひとつ私が知っているのは、私は何も知らないということです。

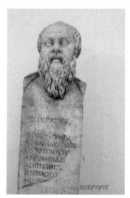

ソクラテスの像

著者紹介

田中智子(たなか さとこ)

明治学院大学仏文科卒。1969年に渡仏。美容の本場パリで、エステティシエンヌ、ヴィザジスト、ビューティスタイリストなど、さまざまな資格を取得。
著書に『キッチン エステティック』(桐原書店)、『ドレナージュの力はこんなにスゴイ！』(芳賀書店)、『リンパ サラサラ ドレナージュ』(講談社）がある。

ドレナージュ大全

2020年2月23日　第1刷発行

著　者　　田中智子
発行人　　久保田貴幸

発行元　　　株式会社 幻冬舎メディアコンサルティング
　　　　　　〒151-0051　東京都渋谷区千駄ヶ谷4-9-7
　　　　　　電話　03-5411-6440（編集）

発売元　　　株式会社 幻冬舎
　　　　　　〒151-0051　東京都渋谷区千駄ヶ谷4-9-7
　　　　　　電話　03-5411-6222（営業）

印刷・製本　中央精版印刷株式会社
装　丁　　　北谷 凛